脱うつ

メンタル不調者のための

書くだけ30日ワーク

株式会社リヴァ **長谷川亮** 著
東京中央産業医事務所 **佐々木規夫** 監修

日本能率協会マネジメントセンター

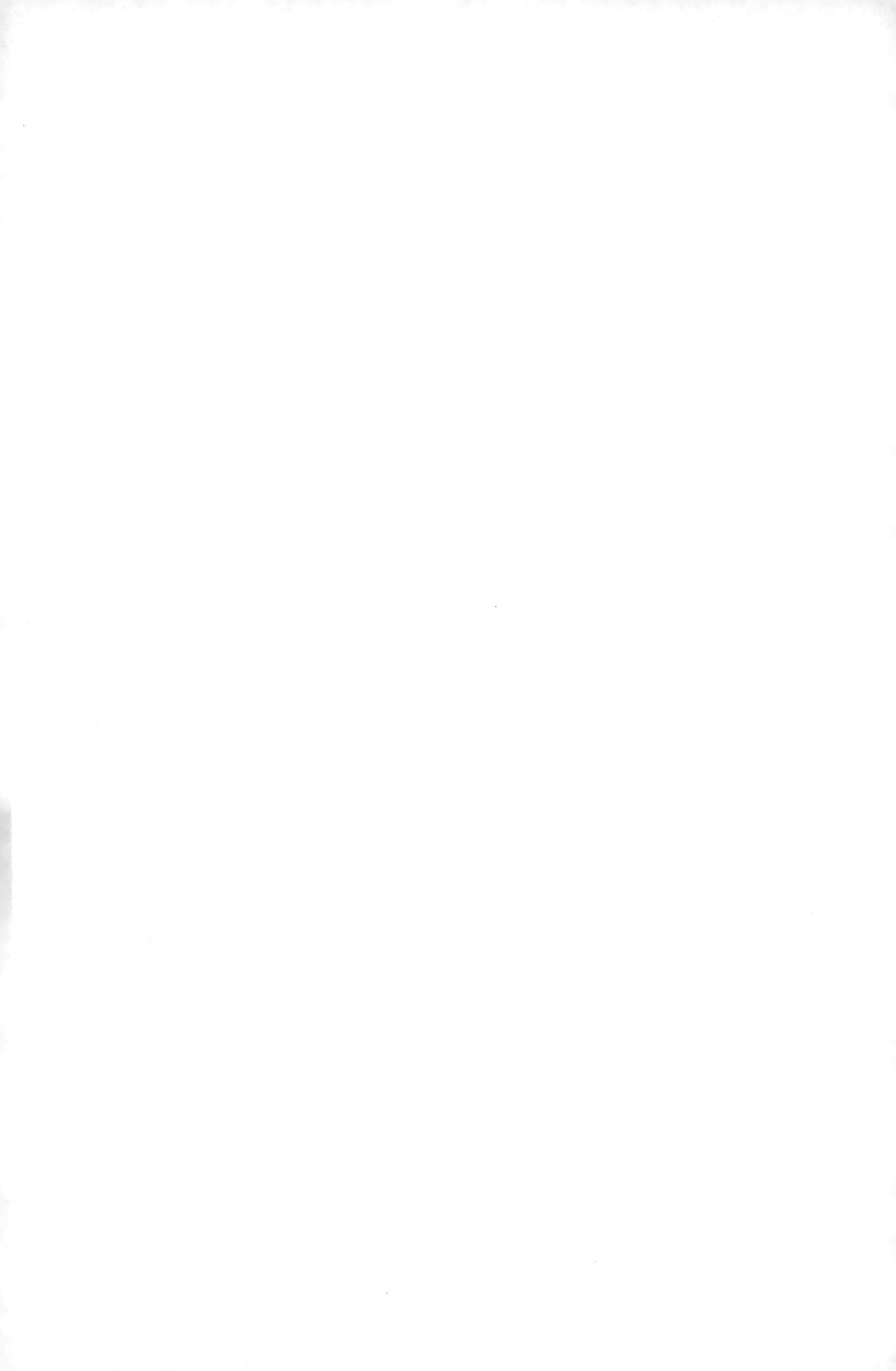

プロローグ

「あれ、おかしいな……」
　須山サトルは、そうつぶやいて首をひねった。

　サトルは、大学を卒業して社員50人ほどのシステム開発会社に入社した。20代半ばからは次第に大きなプロジェクトも任されるようになった。そうするうちに取引のある大手のシステム開発会社から声がかかり、28歳で転職。30歳となった今、プロジェクトリーダーとなって年収も上がり、前途洋々……、のはずだったのだが……。

　きっかけは、昨年春の転勤だった。
　現在の会社に移ってからも、サトルは頭の回転の速さとマネジメント能力を発揮し、次々と難しい仕事をこなしてきた。その成果が認められ、東北を拠点とする企業から受注した大きなプロジェクトのリーダーに抜擢されたのだ。数年がかり、相手企業に常駐しての開発となるため、サトルは人生ではじめて転勤となり、東北の地方都市に赴任した。

　意気揚々とプロジェクトに取りかかったサトルだったが、業務は思ったよりも難しいものだった。顧客からは度重なる仕様の変更を告げられ、頼りにしていた主要メンバーが急に退職するなど、想定外のことが続いた。東京の本社と違って、経理や法務の専任スタッフがいないため、契約書の確認や見積もりの変更といった細かな仕事もすべてサトルに降りかかってくる。責任感の強いサトルは、会社の期待に応えようと必死に業務をこなしていた。

しかし、対応に追われるうち、次第に身体に異変が生じてきた。

　まず、頭が働かない。ずっと頭に薄い霧がかかったような感覚に悩まされた。得意だったはずのプロジェクト進行のスケジュール作成もできず、パソコンの画面に向かってボーッとしていることが増えた。頭痛やめまいもある。先週のミーティングでも、やっておくはずのタスクをすっぽりと忘れていた。焦るサトルを、メンバーは不審そうに見ていた。

　サトルは独身で、この土地には親戚も友人もいない。大学から続けていた趣味のバスケットボールも、東京を離れると同時に中断していた。

　サトルは次第に眠れなくなってきた。「眠らなければ」と強い酒を飲んでベッドに入るものの、どうしても目がさえてしまう。悪いことばかりが頭をめぐり、さらに眠りが遠のく。ぐったりとした身体のまま朝を迎えると、今度は起きることができない。

　それでも、数週間のあいだは鉛のような身体を引きずってなんとか出社していたが、ある日、何かがプツンと切れたように身体に力が入らなくなった。そして、その日ははじめて会社を休んだ。

　次の日もその次の日も、サトルは会社に行けなかった。

　「プロジェクトが遅れている。出社しないと」と思ってはいるのだが、どうしても身体が動かない。「オレは何をやっているんだ」と自分を責め続けるサトルは、次第に家に引きこもるようになっていった。

🌱 リワークプログラムとの出会い

　サトルの状態は、支社から本社へと報告された。

　サトルのスマホが鳴った。画面には本社に勤務していた頃の上司の名前が表示されている。しばらく放っておいたが、呼び出し音はやむ気配がない。仕方なく電話に出ると、久々に聞く上司の声が焦ったように告げた。「とにかく病院へ行け。予約はもうとってある」。促されたサトルは重い足を引きずり、指定されたメンタルクリニックで診察を受けた。

　「ああ、うつ状態ですね。しばらくは会社を休んで、薬を飲んでください」。医師はあっさりと診断を下した。サトルはメールで本社の人事担当者と相談し、３ヵ月間という休職期間が決まった。

　休むと決まると、不思議と身体がラクになってきた。処方された薬をしっかり飲んでいると、次第に寝つきがよくなり、めまいやだるさも薄れてきた。休職した当初は自宅のマンションから一歩も出られなかったが、１ヵ月が過ぎる頃には、近くのファミリーレストランに行ったり、散歩をしたりできるまでになった。

　「そろそろ、仕事に戻ってもいいかもしれませんね」
　休職２ヵ月目の終わりが見える頃、主治医が言った。サトルとしても、当初の休職期間が終わるタイミングで休職を継続するか、復職するか、人事と相談しなければならないという、焦りに似た気持ちがあった。

　「早く会社に戻らないと……。でも本当にやっていけるだろうか。

もう、うつ病はくり返したくない……」

　サトルは、復職への焦りと不安でいっぱいになっていた。

　自宅に戻ったサトルは、スマホに「うつ」「復職」「不安」といった言葉を入れ、検索した。表示されたおびただしい情報に目を通すうちに、ある新聞記事が目に留まった。

　その記事は「うつ病から復職する際に、"リワーク施設"を利用することが広まっている」という内容だった。「リワーク施設」とは、うつ病や不安障害などの精神疾患で休職した人を対象に、復職に向けたプログラムを実施する場所、と解説されていた。

「こんな施設があるなんて……。全然知らなかった」

　サトルは、今度は検索ワードを「リワーク施設」に変え、さらに調べた。

　うつ病には再発が多いこと、そして再発を防ぐためには自分の思考のクセに向き合って対策を考えることが有効であり、そのためのプログラムを提供する、というリワーク施設は、調べるほどに今の自分に必要なものに思えた。しかし、リワーク施設があるのは東京や大阪の大都市圏が中心で、現在サトルが住む東北地方では仙台には見つかったものの、自宅から通える範囲にはなさそうだ。

「なんとか、ここに通えないだろうか。せめてプログラムの中身だけでも教えてもらえれば……」

　サトルは思い切って、一番興味のわいたリワーク施設に電話をか

けてみた。

「突然すみません。仕事で抑うつ状態がひどくなって、2ヵ月前から休職しています。症状は安定してきているのですが、本当にまた働けるのか不安で……。新聞記事でそちらを知って興味をもったのですが……」

　電話口の男性スタッフは吉川と名乗った。そして、今回の休職に至るまでの経緯や復職に向けた不安など、サトルの話をていねいに聞いてくれた。

　サトルは一番気になっていたリワーク施設の所在地を確認したが、吉川の答えは予想通りのものだった。
「やはり、私が通える距離にはないのですね……」

　すると、吉川から意外な返事があった。
「はい、残念ながら東北エリアは仙台のみなのです。でも、以前、私たちと一緒に働いていたスタッフが実家に戻って個人で心理カウンセリング業務をはじめています。それがちょうど須山さんのお住まいの近くなんです。須山さんの復職のお手伝いができないか、彼に連絡をとってみましょうか？」

「えっ、本当ですか！　ぜひお願いしたいです！」
　サトルは声を弾ませた。

　こうしてサトルは、復職に向けた第一歩として、吉川から紹介された赤木というカウンセラーに会いに行くことにした。

はじめに

皆さん、こんにちは。
『脱うつ 書くだけ30日ワーク』を手にとってくださり、ありがとうございます。

今、この本を手にしている皆さんは、どうやってこの本と出会ったのでしょうか？

職場の人事担当者や上司から渡された方、ご家族が見つけてきた方、自分で購入された方、さまざまでしょう。共通しているのは、メンタルヘルスの不調（うつ病や双極性障害、不安障害などの精神疾患）を理由とした休職に至り、近々復職を目指していらっしゃる方、ということかと思います。

一般的に、うつ病や双極性障害は再発率が高いと言われています。うつ病や双極性障害の再発を防ぐためには、休養や服薬によって症状を抑えるだけでなく、考え方や行動など、自分の特性や生活習慣を見直すことが有効です。

復職にあたり、皆さんが「早く仕事に戻らないと」「迷惑をかけた分、がんばらないと」と思う気持ちはわかります。しかし、皆さんの目指すゴールは「復職」ではありません。本当のゴールは「復職してから健康であり続け、職場で自分の力を存分に発揮しながら働き続けること」ではないでしょうか。そのためには、休職前の働き方・生活を振り返り、どうしたら再発を防げるのか、そのために何ができるのかを知っておく必要があります。

私たちが運営する「リヴァトレ」は、これまで利用して社会復帰された方が累計777名（*1）、そのうち継続して働いている方が85%以上（*2）となっています。「リヴァトレ」という私たちのオリジナルのプログラムを受講し、ほかの利用者と交流し、スタッフと面談することを通じ、復職への準備を重ねたことが実になっているのです。

　しかし、リワーク施設や復職支援に関する取り組みは、まだ一部の地域に限定されています。「リワークに通いたくても通えない」「うちの近所にもつくってくれないか」といった声を多くいただいてきました。私たちも懸命に施設を増やしている途上ではありますが、それでも全国にくまなく整備することは難しいのが現状です。
　また、リワークに通うためには一定のコストがかかります。さらに、復職までの時間が限られ、数ヵ月に渡るプログラムに参加することが難しい方もいます。

「通いたいけれど通えない人」に対しても復職に向けた支援ができないか。それは私たちの長年の想いでした。
　そうした方に対し、これまでの施設での取り組みの成果とノウハウをまとめて届けようとしたものが、この本です。

　この本には、リワーク施設に通わなくとも、再発を防ぎながら働けるよう、リヴァトレで提供するプログラムを基にした内容を詰め込みました。この本のワークを1つひとつ進めることで、復職に必要なことや自分自身について、理解できる構成になっています。

　復職に向けた準備をしていくうえでは、面倒に感じたり、つらく感じたりすることもあるでしょう。

でも、私たちはうつになったという経験はマイナスではなく、この先の仕事や人生に活かしていけるものであり、復職準備はそのために必要なものだと考えています。

そして、この本を使うことで、その準備を焦ることなく自分のペースで進められます。必要なところを見返しながら、少しずつ進めてもらえればと思います。

では、プロローグで登場した須山サトルさんと一緒に、復職に向けた準備を進めていきましょう。

株式会社リヴァ

長谷川　亮

＊1　2019年11月28日時点での集計値
＊2　復職6ヵ月経過時点で、連絡がとれた方が対象

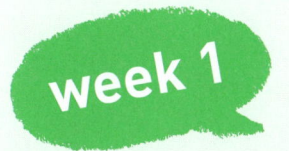
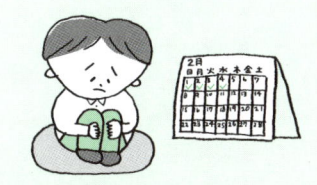

week 1

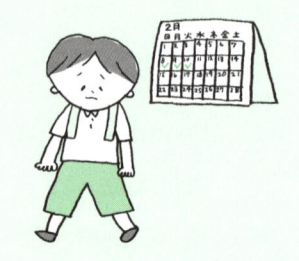
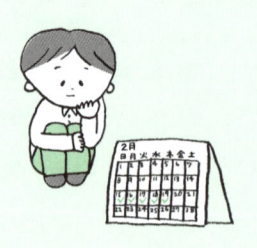

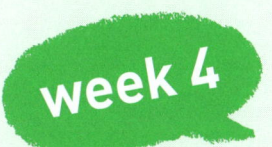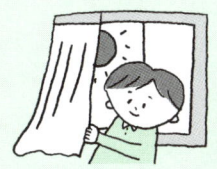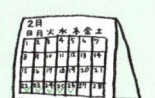

week 4

week 1

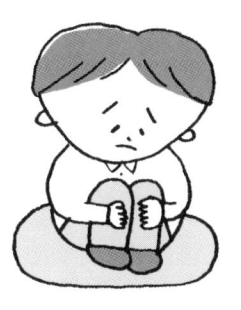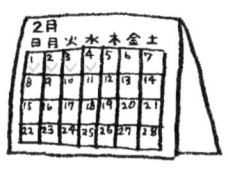

取り組む前の状態を
確認しよう

　リワーク施設に電話をかけてから 1 週間後、サトルは市内のカフェでカウンセラーの赤木と会うことになった。

赤木

「須山サトルさんですか？　はじめまして。赤木です」

「はい、はじめまして。よろしくお願いします」

サトル

　軽く挨拶を済ませてコーヒーを注文したあと、サトルは赤木に問いかけた。

サトル「早速ですが、復職したいという気持ちは本心なんです。でも、不安で仕方がなくて……。何の準備からはじめたらいいんでしょうか？」

赤木「サトルさん、意欲的で素晴らしいですね！ ただ、焦らずに進めていきましょう。まずは、復職への取り組みをはじめてよい段階なのかを確認させてください。現在の体調や、主治医からの許可についてはいかがですか？」

　赤木は、サトルの症状、生活リズムや外出ができるかなどを、ていねいに確認した（19ページ **ワーク0「事前チェックシート」**参照）。

赤木 「安静にする段階は終えているようですし、主治医の先生からの許可もありますね。やや眠りが浅いようですが、日中活動に大きな支障は出ていないようなので、復職準備に取り組める状態だと思います。私もできる範囲でお手伝いさせていただきます」

サトル 「はい、よろしくお願いします」

赤木 「これから復職にあたって再発を防ぐための知識をお伝えしますが、『聞いて知る』だけで終わりにしてはいけません。取り組みの目的や意味を理解して、自分で実際に試してみることが大切です」

サトル 「わかりました。なんだか大変そうですね……」

赤木 「私から宿題となるワークを出します。ワークを1つずつこなしていくうちに、自分のことを理解し、前に進んでいると実感できると思います。あまり不安にならず、できる範囲で進めていきましょう」

サトル 「宿題があるのですね。どんな内容なんでしょう。でも、まずはやってみようと思います」

赤木 「『まずはやってみよう』というサトルさんの心がけ、とても素敵ですね！ そうです、行動してみることが大切です。うまくいくかどうかは、やってみないとわからないのですから」

サトル 「はい。当たって砕けろの精神でチャレンジします！」

赤木 「前向きな気持ちが出てきましたね。ただ、復職後には砕け

ないようにしたいですよね（笑）。ワークに取り組む目的は復職だけではありません。復職後も試行錯誤しながら、健康で豊かな心で働き続けるための準備、つまり復職後にどう働いていくか、という視点を忘れないでくださいね」

サトル　「はい。復職はゴールではなくスタートだと思っています」

赤木　「その通りです！」

1. ワークをはじめる前に

　この本では「**自分も周囲も納得して復職するとともに、復職後も安定して就労を続けられる行動や考え方を身につけること**」を目指します。復職は通過点であり、継続して安定した就労ができることがゴールです。この本の中のワークに取り組む時も、「職場でどのように振る舞うか」「どのように働き続けるか」という点を、ぜひいつも頭に置いてください。

　この本には、体力向上をはじめ、職場でのストレス場面を振り返るなど、心身に負荷をかける作業が含まれます。まずは、職場復帰に向けた取り組みをはじめてよいかを確認しましょう。
　まずは、次の**ワーク0「事前チェックシート」**を見てください。すべての項目にチェックがつく必要はありませんが、0〜2個しかつかない場合には治療を優先したほうがよい場合がありますので、主治医とよくご相談ください。

ワーク0 | 事前チェックシート

 やってみよう！

- ☐ 指示通りの服薬ができている（時間、回数など）

- ☐ 直近２週間において、「１日中、気分が不安定でほとんど何もできない」という日がない

- ☐ 生活リズム・睡眠リズムが安定しており、疲労が蓄積しない

- ☐ 頭痛・めまいなどの身体症状がない。あるいは生活に支障がない程度である

- ☐ 日中、家事や読書、外出などの活動ができる

- ☐ 復職、または再発防止の取り組みへの意欲がある

- ☐ 周囲の人間とコミュニケーションがとれる（まったく話せない状態でなければ OK）

※精神疾患以外の疾患をもつ方は、その主治医ともよくご相談ください。

２. この本の使い方

　この本は基本的に１週間で６〜９個のワークを進め、30のワークを１ヵ月かけて取り組むようにつくっています。ただし、ワークの中にはそれ以後、継続して取り組むものもあります。週末は基本的にワークを行わず、休養にあててください。あとからお話ししますが、心身を健康に保つために、休養も大切な要素となるからです。

皆さんそれぞれの体調や希望を踏まえ、無理のないスケジュールを組んでみましょう。第1週から第4週まで、4つのパートに分けて解説してありますので、各パートを週内に終わらせれば、遅れることなく終了することができます。

　ワークは基本的に皆さんが個人的に取り組むものです。休職に至った経緯を振り返り、自分自身を知り、復職後の新しい働き方につなげていきましょう。

　ただし、ワーク3「活動記録表」とワーク30「マイサマリー」については、ワークを終えた1ヵ月後に、人事担当者あるいは産業医にコピーを提出してください。皆さん自身の振り返りを共有することで、復職後に社内や専門家の支援を受けやすくなります。

　考える→書き出す→振り返る→気づく。そして、まとめる→伝える。この作業のくり返しが、復職後にも役立ちます。

3. ワークに必要なもの

● 歩数を測定できるもの

　活動量や体力向上の指標として歩数を使います。歩数計や活動量計、スマートフォンのアプリなど、歩数を計測できるものを準備しましょう。

● 新聞記事（推奨：日本経済新聞）

　集中力を高める取り組みに新聞記事を使います。読む、まとめる、調べる、といった業務に必要な作業をする力を取り戻すために行います。紙面、またはインターネットで新聞記事が読める状態にしておいてください。図書館やカフェなど、新聞が読める場所を調べて

おくのもよいでしょう。

🟢 パソコン(インターネットのつながる環境)

　新聞記事を使った取り組みにパソコンやインターネットを使います。可能な範囲で環境を整えてください（準備ができない場合は、スマートフォンやノートなどを使いましょう）。

4. 復職までの流れ

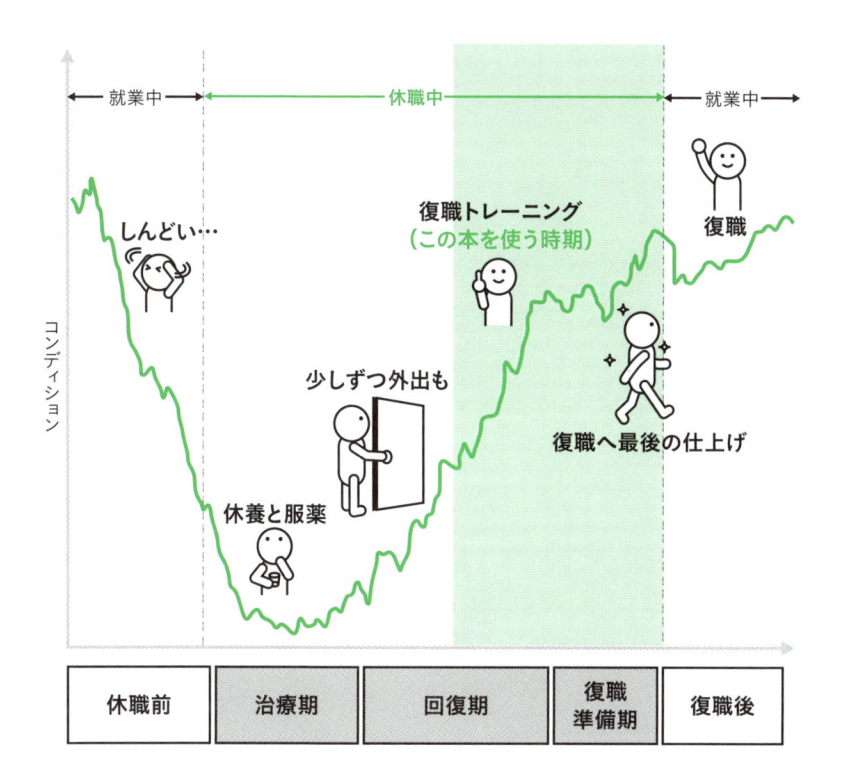

　この本は使うタイミングが重要です。休職後、心身の状態が最も悪い時期が過ぎ、回復しはじめ、少しずつ外出などができるようになった時期が適当です。基本的には、復職する予定の2、3ヵ月前

からスタートし、1ヵ月かけて終わらせることを想定しています。

　でも、無理や焦りは禁物です。人事担当者や産業医、主治医と話し合ったうえでスタートしてください。

5. 復職と安定就労に大切な4要素

赤木

「さて、これから進めるワークのゴールは理解できましたか？　復職がゴールではありませんでしたよね。復職後も試行錯誤しながら、健康で豊かな心で働き続けるための準備、つまり、復職後にどう働いていくかという視点が大切、とお伝えしました」

「はい。復職するだけでなく、その後の働き方や過ごし方のイメージをもっておく、ということですよね」

サトル

赤木　「その通りです。サトルさんは、復職後、安定して働き続けるためには、どんなことが必要だと思っていますか？」

サトル　「え、急に言われても……。気合い、でしょうか……」

赤木　「確かに、復職に向けた気持ちも大切だと思います。でも、気持ちだけでは、復職後の再発リスクを減らすには不十分です。大事なのは『身体面の健康・心理面の健康・業務遂行力・意欲と自信』の4つです」

サトル　「確かに、これらが備わっていれば大丈夫そうです。ただ、健康状態はともかく、ほかは自信がなくて……」

赤木　「心配ありません、そのためのワークなんですから。ワーク

を進めていけば、これらの4つの要素が自然と身につきますよ」

サトル 「なるほど。それなら安心です」

　この本では、以下の４つの要素を育むことに重点を置いています。これらの要素は、私たちがこれまでの支援を通じて、復職と安定就労に必要だと思われる内容をまとめたものです。

1 ● 身体面の健康 ▶ 週5日の日中活動ができるか

「運動」「栄養」「休養」は、健康の３要素と呼ばれています。これらを満たすことで心身の疲労が溜まりにくく、無理なく日中活動ができる土台となります。理想とされる目標値や習慣を参考に、**働きながらでも継続できる、自分に合った健康のための習慣**を考え、実践しましょう。

2 ● 心理面の健康 ▶ 再発防止策を理解し、実践したか

　疾病の再発を予防するために、この本では次の２つのことに取り組んでいきます。
- 自分の心身状態がよいのか悪いのかを判断する（早い段階で悪化の兆候がつかめるようになる）
- 発症要因となった環境や出来事など、心身が悪化するリスクに気づき、心身状態に応じた再発予防策をとる

　再発予防策は、職場や家族など、周りの方にも説明できるとよいでしょう。他人にも説明ができるということは、自分が理解したということの確認につながります。

3 ● 業務遂行力 ▶ 仕事に必要な基礎力は戻っているか

復職後は、期限や期待に応じた負荷やプレッシャーを感じる場面があるでしょう。業務を進めるうえでの思考力、集中力、コミュニケーション力などの感覚を取り戻す必要があります。

この本を計画的に進めることを業務に見立て、思考力や集中力を取り戻しましょう。必要に応じて、**家族や主治医、職場の協力者に相談**しながら取り組みを進め、**中間報告を入れながら**、最後には**復職準備が整ったことを示す成果報告（ワーク3「活動記録表」／ワーク30「マイサマリー」）**をつくることを目指します。

4 ● 意欲と自信 ▶ 復職に向けた気持ちの整理はできているか

復職にあたって不安になることは当たり前です。「なぜ、自分は復職するのか」という意味を考え、よい点に目を向け、自分ができることと自分では手が及ばないことを分けて考えるようにしましょう。そして、「困難があっても乗り越えられる」という意欲や自信を育みましょう。

※これらの要素は、リヴァトレにおける復職トレーニングの内容と、「心の健康問題により休業した労働者の職場復帰支援の手引き」（厚生労働省）を参照しています。

第**1**話

今の自分を知ろう

赤木

「では、今のサトルさんは、どのぐらい復職に向けた準備ができているのか、自分で確認してみましょう。先ほど紹介した4つの要素をもとにつくったワークをやってみていただけますか？」

「うう……。さっきもお伝えしましたけど、今は、復職してもやっていける気がしないんです」

サトル

赤木 「今からワークをはじめるのですから、自信がなくて当たり前ですよ。今の自分自身を知ることが、再発予防にはとても大切です」

サトル 「はい、わかってはいるのですが、正直、あまり気が進みません。まだ全然準備ができていなかったら、ショックを受けそうで……」

赤木 「そんなに深刻に考えず、どんな項目があるのかリストをながめてみる、くらいの気持ちでいいんですよ」

サトル 「はい、『まずはやってみる』の精神を忘れていました。ちょっと怖いですが、勇気を出してやってみます」

赤木 「では、早速ワークをはじめましょう。復職にあたって大切な4つの要素に関連したそれぞれの項目について、自信の度合いを

チェックしてみてください」

サトル 「はい、わかりました。今の段階での自信の度合い、ということですよね？」

赤木 「はい、そうです。今回だけでなく、ワークを進めた中間の段階と復職直前にも確認していただきます。ワークの成果が見えやすくなると思います」

サトル 「なるほど。最後には、準備が進んだ実感をもてるといいな。よし、最初の項目は生活リズムか。これは問題なし。次は……」

ワーク1 │ セルフチェックシート

28ページのリストを見ながら、各項目に自分の評価をつけていきましょう。

> ◎：自信あり　　○：やや自信あり　　△：自信なし

※今の時点では、「3) 業務遂行力」の評価チェックは不要です。
※このワークの目的は、よしあしの判定ではなく、必要な項目を把握することです。「自信あり」はその状態を維持し、「自信なし」はワークを進めながらクリアしていきましょう。
※定期的にこのリストを確認することで、自分のステップアップを感じることができます。2週間後と1ヵ月後を目安に、再度チェックしてみましょう。

一番大切なことは「焦らない」

　産業医として勤務していると、「早く復職したいんです！」と、切迫した様子で復職を懇願されることがあります。ですが、医師として言えることは、「急いで戻ってもよい結果にはなりませんよ」ということです。

　メンタル疾患による休職から復職までの過程は、肩をケガした野球の投手の回復と似ています。投手は、肩を痛めたらまずは安静にし、痛みがとれたら短い距離のキャッチボールからはじめます。肩に負担のかからない投げ方を考えながら、徐々に投げる距離を伸ばします。その後はブルペンで投球練習を開始し、問題なければチームに復帰し、ようやく試合で投げられるようになります。

　メンタル疾患も同じです。体調を崩して仕事を休んだら、まずは安静にして療養します。身体が動かない最悪の時期を越えたら、日常生活を規則正しく保ちます。そして、休職前の自分を振り返り、負担に感じていたことを整理し、ストレス対処能力を高めます。同時に、図書館に通ったり運動を行ったりするなど、身体的な負荷をかけます（この本はこの段階で使うものです）。その段階を過ぎたら、通勤訓練やリハビリ勤務などを行い、体調が安定していることを確認したあとに、復職となります。

　この過程で一番大切なのは、「焦らない」ことです。

　肩の痛みがとれたから、と全力投球をすれば、必ずまた肩を痛めます。復職までのプロセスも同じです。気分が落ち着いたから、と一刻も早く復帰しようとする方がいますが、これまでに焦って戻ってうまくいかない例をたくさん見てきました。「長期で会社を休む」ことは、人生の大きな出来事です。焦る気持ちはわかりますが、だからこそ、これまでの過程を振り返り、今後に向けての対策を立て、しっかり準備することが大切なのです。

ワーク1 ｜ セルフチェックシート

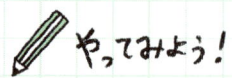 やってみよう！

■ 次の質問項目について、自分で評価をしてみましょう。
◎：自信あり　　○：やや自信あり　　△：自信なし
■ 定期的にセルフチェックしてみましょう。
①：現在　②：2週間後　③：1ヵ月後（本書終了時）

1）身体面の健康：週5日の日中活動ができるか	①	②	③
1　生活リズムが安定している			
2　夜間の睡眠が安定しており、睡眠により疲労が回復する（服薬の助けがあってもOK）			
3　勤務時間に相当する時間帯について、居眠りや昼寝をせずに過ごすことができる			
4　通勤（行き帰りの時間、通勤電車、運転など）に対する不安が解消されている			
5　適度に体を動かすことができている（目安：30分の運動を週2日程度、または1日あたり8,000歩以上）			
6　毎日3食、決まった時間に食事がとれている（健康な状態の時に2食以下で過ごしていた方は、決まった時間にとれているかどうかでチェック）			
7　週末を使って、心身ともに十分な休養をとれている			
2）心理面の健康：再発防止策を理解し、実践したか	①	②	③
8　主治医の指示に従い、正しく服薬ができている（飲み忘れ、過剰摂取がない）			
9　心身の疲労を蓄積させない方法（対処）をもっている			

		①	②	③
10	自分にとって何がストレスになりやすいのか、把握している（ストレス要因）			
11	ストレスを受けた・ストレスが溜まった時の自分の変化（ストレスサイン）に気づくことができる			
3）業務遂行力：仕事に必要な基礎力は戻っているか		①	②	③
12	本書における、新聞記事に関する取り組み（46ページ）を集中して実施できる	／		
13	自分の健康状態、復帰準備の進捗について、第三者にわかりやすく客観的に報告できる	／		
14	困っていることや疑問に思うことを他者に相談できる	／		
15	遅滞なく、取り組みの報告ができている	／		
16	計画的に本書の課題に取り組めている	／		
4）意欲と自信：復職に向けた気持ちの整理はできているか		①	②	③
17	職場復帰への意欲がある			
18	復帰後、再発せずに働ける自信がある			

①の段階では「3）業務遂行力」についてのチェックは不要

memo

第 2 話

仕事に戻ったら
どんな生活をしたい？

「サトルさん、はじめてのワークでしたね。お疲れさまでした。チェックリストを見てみて、感想はいかがですか？」

「はい、やっぱり準備ができていない部分が多くて……。ちょっと落ち込んでしまいました。僕はドライブが趣味で、休職してからも、体調が少し回復してからは気分転換に車に乗っています。『週末を使って、心身ともに十分な休養をとれている』の項目は『やや自信あり』って言えるかもしれません」

赤木 「サトルさんは、ドライブが好きなんですね。気分転換になるということはストレス対処につながる可能性もありますし、思わぬところで復職準備が進んでいましたね。発見があったようでよかったです」

サトル 「はい。趣味でやっていたことが準備につながるなんて驚きですが、少し明るい気持ちになりました」

赤木 「『自分の状態を振り返る』なんて普段はしないですよね。でも、意識的に振り返ることでよい点が見つけられるんですよ。ほかの項目についてもワークを進めていけば、『自信あり』になるものが増えていくと思います」

サトル　「そう思うと、『自信なし』の項目があることも、伸びしろがあるって感じですね。少しやる気が出てきました」

赤木　「素敵な発想の転換ですね。そうやって前向きに捉えることも、ストレス対処につながるはずです」

サトル　「ありがとうございます。久々にほめられた気がします」

赤木　「ぜひ、自分のことをほめてあげてください。では、次のワークに取り組んでみましょう」

サトル　「次は、どんなことをやるのでしょうか？」

赤木　「前回のワークで、今の自分の状態と復職に必要なことが見えてきたと思います。それを踏まえ、復職の直前、つまりこのワークが終わる頃に自分がどんな状態になっていたいか、書き出してみましょう。すでにやっていただいた**ワーク1『セルフチェックリスト』**を見直して、まずはその中からとくに身につけたい項目を選ぶのもよいと思います」

サトル　「あ、そうですね。リストを見直しながらやってみます」

赤木　「チェックリストで足りない点は、自由に書き足してください。『できればこうなっていたい』という願望でも構いません」

サトル　「願望ですか……。体調を崩してしまったこともあって、パッとは思いつかないな……」

赤木　「無理して書く必要はありませんが、『こんな自分になって復職したい』というようにイメージすると出てきませんか？　プライベートのことでも構いません」

サトル　「趣味などのことでもいいんですね」

赤木　「ええ、復職される方は『どうしたら再発しないか』『どう仕事をしていくか』と、働くことばかりに目がいきがちですが、心身を健康に保ちつつ働き続けるうえでは、プライベートの過ごし方もとても大切です。まずは復職した時の生活全体を、希望を含めてイメージしてみましょう」

サトル　「そういえば、東京にいた頃は、週に1回は友人や同僚と夕飯を食べに行っていたな。職場の話をしたり、ちょっと愚痴を言ったり、楽しかったな。あれも大切な時間だったんですね」

赤木　「こちらでも、そんな時間をもてるとよいかもしれませんね。そのことも書き加えておきましょう」

ワーク2 │ 復職準備ができている自分をイメージ

この本のワークを終え、復職に向けた準備が整った自分を想像してください。どのように過ごしているか、どんなことを考えているか、どんなことを身につけているかなど、仕事・プライベートを問わず、自由に書いてみましょう。**ワーク1「セルフチェックシート」**（28 ページ）も参考にしてください。

サトルさんの例

・月〜金曜日に活動しても、疲れを溜めずに過ごせる
・落ち込んだ気分を引きずらず、気分の切り替えができる
・夕飯に一緒に行ける友人や同僚がいる
・上手なスケジュール管理法を知っている
・困った時にすぐ周囲に相談ができる
・月に1回、ドライブに出かける気持ちと時間の余裕がある

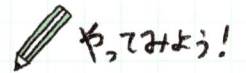 やってみよう！

記入欄

赤木

> 「ワーク2をしてみていかがでしたか？」

サトル

> 「はい、ぴったりくる言葉では書けていない部分もありますが、なんだか少し明るい気持ちになりました」

赤木　「よい状態や目指す状態をイメージすることは、気持ちの面でもよい影響がありますよね。米国の医師のマクスウェル・モルツ博士は、"人間の脳には志向性があり、ある明確な目標を設定すると、無意識のうちに目標達成に向かうようになる"と言っています」

サトル　「無意識に目標に向かっていくのか」

赤木　「目標を設定することで情報に敏感になりますし、何をすべきかも明確になりますからね」

サトル　「仕事のプロジェクトでも、ゴールや目標を設定しますもんね」

赤木　「ええ、仕事の目標設定を自分にも応用しましょう」

第 **3** 話
生活リズムと活動量を記録する

赤木

> 「では、本格的な復職準備に取り組む第一歩として、復帰後を想定した生活リズムをつくりましょう。睡眠リズムをつくり、活動量を増やすことで体力もつきます。はじめに取り組むのは、活動記録表と歩数計測です」

「活動記録表とは、どんなものですか？」

サトル

赤木　「毎日やったことと自分の状態を記入する、日誌のようなものです。起床や就寝、食事、通院や外出、このワークに取り組んだ時間など、1日の過ごし方を思い返して記入してください」

サトル　「わかりました。今日からはじめてみます」

赤木　「慣れるまで少し時間がかかるかもしれませんが、それでも10分程度あれば書けるでしょう。記録することで生活リズムを整えていきましょう。これは再発予防にも大切です」

サトル　「これを書くだけで生活リズムが整うのですか？」

赤木　「活動記録表を書く目的は、心身の状態と活動量をモニタリングして、健康な心身状態をキープすることです。記録を書くこと自体も大切ですが、もっと大切なことは、記録を定期的に振り返ることです」

サトル　「なるほど。振り返ることが大切なのですね」

赤木　「振り返るときのポイントは、またあとで説明しますね」

サトル　「わかりました」

ワーク3 ｜ 活動記録表

・今日から復職までの間、毎日取り組むワークです（約1ヵ月）。
・39 ページの「活動記録表」を使います。1 週間分なので、記入前にコピーをとってください（1 ヵ月を想定して最低3 枚は必要。復職後も続けて活用するのもよいでしょう）
・ 一番右の「勤務時」の欄には、自分が調子よく勤務していた時の生活リズムを思い出して書いてください。

【活動記録表をつけるメリット】
・心身の調子の変化や波を把握できる。
・心身の調子を崩した時に、それ以前の生活を振り返ることで、きっかけや前兆をつかみやすくなる。
・活動量の増加や疲労感の減少など、復職に向けた進捗を確認でき、自信になる。
・主治医や人事担当者に自分の心身状態を伝えるツールとなり、復職の目処が立てやすくなる。

【記入方法】
●**時間欄**：日常生活について記入する欄です。以下のことを記録しましょう。
　・**起床時間（○印）と就寝時間（□印）**
　・**食事をとった時間（△印）**

- 外出時間（その時間を斜線で網かけ）
- 本書のワークに取り組んだ時間（その時間を塗りつぶす）

※印だとわかりにくい方は、時間ごとに色分けしてください。

● 確認欄
- 実施したワーク：その日に実施したこの本のワークの番号を記入します
- 状態（身体）：身体の状態について記録する欄です。以下のように主観的に評価します。

> **5：大変よい　4：よい　3：普通　2：悪い　1：大変悪い**

- 状態（心理）：心理面の状態について記録する欄です。状態（身体）と同じく、主観的に評価します。

> **5：大変よい　4：よい　3：普通　2：悪い　1：大変悪い**

- 歩数：**ワーク4「ウォーキング」**（42ページ）をはじめたら、記入しましょう。
- 新聞：**ワーク5「新聞記事トレーニング」**（46ページ）をはじめたら、記入しましょう。

※「歩数」と「新聞」の詳細については、各ワークのページをご参照ください。

【活動記録表の振り返りポイント】

日ごと、週ごとなど、定期的に活動記録表を振り返ることで、心身が健康であるためのポイントを見つけましょう。

■ 調子がよい日、期間

調子がよい要因を探します。睡眠、食事、日中活動を含めた生活リズムを確認しましょう。

・23 時前には就寝し、7 時間程度の睡眠をとる
・夕飯の時間は、遅くとも 21 時まで
・散歩は 1 時間を超えると疲れがたまりやすい

■ 調子が悪い日、期間

調子が悪くなった時は、その日の過ごし方だけでなく、以前の過ごし方にも着目しましょう。

・心理の状態が 2 点以下になる日の前日は、家に閉じこもっていることが多い
・5 時間以上の外出が続くと、疲労感が出る
・寝るのが 0 時を過ぎると、気分にも疲労感にも悪影響がある

活動記録表は、1 週間ごとに振り返るタイミングを設けています。自分がよい状態を維持するために効果のあったことを考え、翌週から実践してください。

やってみよう！

										勤務時 記入例	勤務時の記入例
	日付	／	／	／	／	／	／	／	／	10／1	／
	曜日	月	火	水	木	金	土	日		月	
活動時間	0:00										
	1:00										
	2:00										
	3:00										
	4:00										
	5:00										
	6:00										
	7:00										○起床 △朝食
	8:00									○起床	（出社）
	9:00									△朝食	勤務
	10:00										
	11:00										
	12:00										△昼食
	13:00										
	14:00									△昼食	
	15:00									ワーク	
	16:00										
	17:00										
	18:00										（退社）
	19:00									△夕食	
	20:00										△夕食
	21:00										
	22:00									□就寝	
	23:00										□就寝
確認欄	実施した ワーク									1、2	
	状態（身体）									3	
	状態（心理）									2	
	歩数									4,800	
	新聞									○	

第 4 話

ウォーキングで
体力強化と気分転換

赤木

「さて、活動記録表のほかにもう1つ、サトルさんには
じめてほしいことがあります。それは、ウォーキング
です」

「ウォーキングですか。歩くことは嫌いではありません
が……。でも、どうして？」

サトル

赤木 「休養中は自宅にいることが多かったでしょうから、体力が
落ちていることでしょう。体力が落ちると、業務をこなす集中力や
ストレスへの抵抗力も低くなります。復職後に備えて、今のうちか
ら徐々に体力を回復させましょう」

サトル 「体力をつけること自体がストレス対処につながるのか。
どのくらい歩けばいいのでしょうか？」

赤木 「先日、サトルさんに『1日あたりの歩数』を計ってもらう
ようお願いしましたよね？ 1日に何歩ぐらい歩いていましたか？」

サトル 「スマホアプリで2日ほど計ってみました。1日目は、体調
がよく外出もできたので約6,000歩でした。2日目は、気分が優れ
ずに家でゴロゴロと過ごした日だったので1,000歩を少し超えた程
度でした。体調によって、ここまで活動量が違うことに気づいて驚
きました」

赤木　「歩数の変化に目を向けられていることは、振り返るクセがついてきた証拠です。復職に向けてとてもよいスタートですよ。さて、どのぐらい歩けばよいかという話でしたね。サトルさんは車通勤ですし、内勤が多かったのですよね。では、復帰時の目安として、1日あたり8,000歩を目標にしましょうか」

サトル　「8,000歩ですか。わかりました。うーむ、今の歩数とはちょっと差があるな」

赤木　「急に負担をかける必要はありません。1週間ごとに目標歩数を増やしていって、復職前には日中8,000歩程度の活動をしても問題なく過ごせる状態を目指しましょう。日々の生活だけで達しない分をウォーキングで補うのです」

サトル　「わかりました。東京にいた時は、散歩がてら、近所にあるラーメン屋めぐりをしていたな」

赤木　「そういった楽しみはよいですね。ウォーキングは体力強化はもちろん、気分転換の効果も期待できます」

サトル　「そういえば、学生時代は、嫌なことがあってもバスケをしたらスッキリ、なんてことがありました。でも、うつの症状が出てからは、ちょっとした買い物でも億劫になってしまって……」

赤木　「私が以前に働いていたリワーク施設でも、歩くと気分がすっきりして気持ちがよい、とおっしゃっていた方が多くいました」

サトル　「今は気候もいいし、晴れた日にウォーキングに出かけれ

ば、気持ちがよさそうだな。歩いて行ける距離にラーメン屋は少ないけれど、かわりに自然がたくさんあります」

赤木　「日光を浴びることでセロトニンというホルモンが分泌されます。セロトニンは感情や気分のコントロール、精神の安定に影響する神経伝達物質で、うつ病とも関連が深いとされています。復職に向けて、まずは身体を動かすことからはじめましょう」

サトル　「体力強化と気分転換！ まさに一石二鳥ですね」

ワーク4 │ ウォーキング

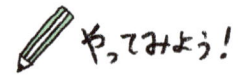 やってみよう！

今日から復職までの間、継続して取り組むワークです（約１ヵ月間）。

1. 活動量（歩数）の目標を立てましょう。

第1週：＿＿＿＿＿歩／日

第2週：＿＿＿＿＿歩／日

第3週：＿＿＿＿＿歩／日

第4週：＿＿＿＿＿歩／日（最終目標）　※推奨：8,000 歩以上

※ 20 ～ 64 歳の日本人の歩数平均値は、男性約 7,600 歩、女性約 6,600 歩です（平成 29 年 国民健康・栄養調査結果の概要　厚生労働省）。41 ページで示した推奨値「8,000 歩」はこの情報を参考に設定しています。

※ 1 ～ 2 週目は、自分の体調に合わせた無理のない範囲で目標値を設定しましょう。

※外回りの営業職や現場勤務など、職種によって求められる

体力は異なります。最終目標値は職種に合わせて設定しましょう。

※ 33 ページの**ワーク2「復職準備ができている自分をイメージ」**の欄に最終目標の歩数を書き加えておきましょう。

2.　毎日の歩数を計測し、39 ページの**ワーク3「活動記録表」**の歩数欄に記入しましょう。

【ウォーキングの振り返りポイント】
週ごとに設けられている振り返りワークの際に、目標歩数を再確認します。**ワーク3「活動記録表」**を見返しながら毎日の歩数や疲労度合いを振り返り、必要があれば目標を修正しましょう。

第 5 話

思考力と集中力を
回復させる

「赤木さん、気になっていることがあるんです。教えて
いただいたことの復習やワークに集中して取り組めな
いんです。30分ぐらいすると頭がボーッとすると言い
ますか……。バリバリ働いていた時と比べると頭がぜ
んぜん回っていなくて……」

「休職して仕事から離れると、体力だけではなく、思考
力、集中力、判断力なども低下します。復職した時に
現在の状態だと心配ですよね。でも、大丈夫です。今
からワークで回復させましょう」

サトル 「何かしたほうがよいと思って、最近、読書をはじめまし
た。それだけでは回復しないでしょうか？」

赤木 「読書はよいですね。漫画や好きな小説など、読みやすいも
のや興味があるものからはじめるとよいと思います。これらを読む
ことにそれほど負荷を感じないようであれば、少しビジネス要素を
含んだトレーニングとして、新聞記事を使ったワークに取り組みま
しょう」

サトル 「仕事に近い内容は、働いていた時のつらい気持ちがよみ
がえりそうで避けていました。新聞なんてずっと読んでいないな
……。今の自分の集中力では記事を読める自信がありません」

赤木 「わかります。これも少しずつ進めていきましょう。ワークの進め方をお伝えしますね。最初はうまくできなくても構いません。できれば、毎日1記事を目標に続けるといいですよ」

サトル 「毎日ですか！ 記事が読めるかもわからないですし、ちょっと面倒そうですね……」

赤木 「でも、復職後は、あまり気が進まない仕事をすることもあるでしょう？　そういう仕事の練習と捉えて、少なくとも復職直前の最終週は毎日トライしてみませんか？」

サトル 「確かに仕事でも気の進まないことは多くありますね。わかりました。明日、一度やってみようと思います」

赤木 「徐々に負荷をかけていくことで、復職前には驚くほど回復を実感できると思います。ウォーキングと新聞記事トレーニングで、体力と思考の両面から準備を進めていきましょう」

サトル 「『継続は力なり』ですね。バスケ部時代の練習を思い出します！」

ワーク5 ｜ 新聞記事トレーニング

新聞記事を使って集中力や思考力を養うトレーニングです。自分の状態に合わせて、段階ごとに負荷をかけながら、取り組みましょう。

【準備するもの】 日本経済新聞（日経）・パソコンまたはノートと筆記用具

【制限時間】 60分　※状態や内容に応じて自分で調整してください。

【記事の選び方】

・日経から好きな記事を選んでください。日経を指定している理由は、ビジネス要素を含んだ記事が多く、復職に向けた訓練として適しているためです。
・実際に新聞を購入します。もしくは日経のWebサイト（https://www.nikkei.com/）から一部の記事を無料で読むこともできます。
・記事サンプルを2つ掲載しています。まずは、こちらの記事からはじめてください。

【やること】

体調や段階に合わせて、どのステップからはじめても構いません。

ステップ1：記事をそのまま正確に書き写す・タイピングする
　　　　　　　　　　※終了後に誤字・脱字がないかを確認

ステップ2：記事を読んで、自分の感想をまとめる

ステップ3：記事をもとに、内容を要約する

ステップ4：記事をもとに、自分で調べた情報を補足しながら、よりわかりやすく内容が伝わる資料をつくる

※ステップ3、ステップ4の参考として、文書にまとめた例と、プレゼンテーションとしてまとめた例を載せました。これらを参考にして、自分なりにまとめてみましょう。

【ワーク実施の記録】

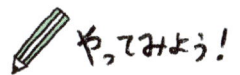 やってみよう！

・活動記録表に記入
　日経に関するワークを実施した日は**ワーク3「活動記録表」**（39 ページ）の「新聞」の欄に、○をつけましょう。

【第1週の目標を立てる】

このワークについて、今週の実施目標を立てましょう。あまりハードルを高く設定し過ぎず、まずは確実に実施できそうな範囲で目標を立てることを意識しましょう。
・取り組む頻度（例：毎日やる、週〇日はやる）
・取り組む内容（例：ステップ2）
・その他の目標（例：仕上げる制限時間、まとめる記事数）

サトルさんの例

今週中に、以下の2つを実施する
　・ステップ1「記事を正確に書き写すワーク」（1記事）
　・ステップ2「記事を読んで感想をまとめるワーク」（1記事）

1）第1週の目標

※週ごとに、前週の新聞記事トレーニングを通して気づいたことや変化を振り返り、その週の目標設定を行います。以下は、2週目以降に設けられている振り返りのワークの際に書き込みましょう。

【第 2 週】ワーク 8　第 1 週までの振り返りと目標設定

1）第 1 週の振り返り

2）第 2 週の目標

【第 3 週】ワーク 14　第 2 週までの振り返りと目標設定

1）第 2 週の振り返り

2）第 3 週の目標

【第 4 週】ワーク 22　第 3 週までの振り返りと目標設定

1）第 3 週の振り返り

2）第 4 週の目標

任天堂「スイッチ」ベトナムで生産 中国から一部移管

　任天堂は主力の家庭用ゲーム機「ニンテンドースイッチ」の生産の一部を中国からベトナムに移管する。現在は電子機器の受託製造サービス（EMS）などに委託し、ほぼ全量を中国で生産している。米国による対中制裁関税「第4弾」にはゲーム機が含まれる。発動はいったん回避されたが両国の通商関係は不安定なままで、生産体制を見直してリスクを抑える。

　数カ月内にも生産委託先がベトナムに持つ工場でスイッチの生産を始める。現在、スイッチは、EMS世界最大手の鴻海精密工業を含めた複数の委託先が中国でほぼ全量を生産している。2019年度のスイッチの世界販売目標は1800万台と従来から変更しない予定で、ベトナムでの生産が増える分、中国での生産量は当初計画と比べ減る見通し。

　スイッチの米国での販売価格は約300ドル。仮に制裁が発動されると、輸入価格にかかる関税が現在のゼロから最大25%になる。販売価格に転嫁されると数十ドルの値上げとなるとみられる。

　スイッチの世界販売台数は18年度で約1700万台。うち約4割を米国を中心とする米大陸向けが占める。任天堂にとって米国は最大の売り上げを占める市場でもあり「関税が課せられれば、消費者への影響も甚大」として、こうしたリスクの回避策を以前から模索していた。

　6月末の米中首脳会談で両国の貿易協議の再開が決まり、米国による上乗せ関税第4弾の発動はいったん回避された。だが、貿易戦争の長期化を警戒する世界の大手メーカーが中国での集中生産を見直す動きが広がっている。

　シャープは米国向けノートパソコンの生産の一部をベトナムに移管する考え。リコーは米国向け複合機の生産をタイへ全面移管する方針だ。課せられた関税を販売価格に転嫁すれば、小売価格でも大幅な値上げになるケースが出てくる可能性がある。リスクを回避する目的で、生産体制の見直しが続きそうだ。

日本経済新聞電子版　2019年7月9日

任天堂「スイッチ」ベトナムで生産
中国から一部移管

🟢 概要

　任天堂は家庭用ゲーム機「ニンテンドースイッチ」の生産の一部を中国からベトナムに移管。米国による対中制裁関税「第4弾」にはゲーム機が含まれ、制裁が発動される前に生産体制を見直して値上げリスクを抑えるために実施。

🟢 背景

- 現在、ニンテンドースイッチは中国でほぼ全量を生産
- 任天堂にとって米国は最大の売り上げを占める市場
- 米国による対中国上乗せ関税第4弾の発動の可能性がある
- 制裁が発動されると、輸入価格にかかる関税が現在のゼロから最大25％に
- 販売価格に転嫁されると数十ドルの値上げとなり、消費者への影響が甚大

🟢 他社の動き

- シャープは米国向けノートパソコンの生産の一部をベトナムに移管する考え
- リコーは米国向け複合機の生産をタイへ全面移管する方針

バイオ3Dプリンター、細胞から人体組織
リコーやJSR、新薬評価に血管・硬膜も

　細胞を使って人工的に組織を作り出す「バイオ3Dプリンター」が実用化の段階に入っている。新薬の安全性評価に使われ、リコーは細胞を載せたチップ製品を2020年春までに発売する。JSRがカナダ企業と協業したのも、毒性を調べられる肝臓組織を開発するためだ。人工臓器の製造を目指す企業もあらわれ、世界で競争が始まっている。

　リコーが入居する川崎市の研究開発拠点で、自社開発したバイオ3Dプリンターが動いていた。「本物の細胞を狙った位置に並べられる」。源間信弘HC事業本部長は、独自技術を駆使したプリンターで、新薬の安全性評価のためのチップ製品を事業にすると説明した。これを皮切りに、複雑な組織の作製へと踏み込んでいく計画だ。

　リコーはチップ製品を製造するうえで、最初に、患者の遺伝情報が含まれた細胞を培養して増やす。培養された細胞は、液体と混ぜてヘッドから押し出され、チップに並んだ穴に入る。製薬会社はチップに様々な患者の細胞を載せれば、開発中の薬がどんな人に合うかなどを調べられる。

　同社のバイオ3Dプリンターはインクジェット方式を採用している。複写機で40年培ってきた技術が思わぬ分野で生きている。米国で20年春までに、日本でも21年春までに事業を始める。安全性評価の受託サービスも念頭に、25年度に売上高200億円を目指す。

　新薬の安全性評価はバイオ3Dプリンターの最初の用途として広がりつつある。JSRとバイオプリンティング技術を持つカナダのアスペクト・バイオシステムズは18年に提携。ターゲットは人工の肝臓組織を作ることだった。薬に含まれる毒性の物質が、体の外に排出されるかを調べるために使える。

　JSRは樹脂など素材を分子レベルで開発する高い技術を持つ。医療分野で生かそうと、慶応大学と様々な研究開発を進めている。米ジョンソン・エンド・ジョンソンもアスペクトと研究をスタートさせるなど、幅広い企業がバイオ3Dプリンターによる新薬評価の事業に関心を持っている。

新薬開発がひとつ成功するには臨床試験（治験）などに合計1000億円かかるとされる。人体組織を作り出し、現在の動物実験よりも人間に近いかたちで作用を調べられるようになれば、人間での治験に移った後の開発中止などを避けやすくなり「開発コストの削減につながる」（源間氏）と期待されている。

　バイオ3Dプリンターは人工臓器の作製にも使われる見通しだ。富士フイルムなどが出資するサイフューズ（東京・文京）は9月にも、佐賀大学などと人工血管の臨床研究を始める。秋枝静香社長は「20年代前半には事業化させたい」と話す。
　人工血管は、透析患者が血液浄化の際に使っている樹脂製の管（シャント）と置き換える。詰まって不具合を起こすことがあるからだ。人工血管にすれば血流の改善が期待されるという。

　サイフューズはまず細胞を増やし、細胞の塊を作る。人工血管の3Dデータをもとにこの塊を剣山のような土台に串刺しにする。すると数日間で細胞がお互いくっつく。つながり合おうとする細胞本来の性質を利用。他社が必要とするような結合材料は不要だ。心臓バイパス手術での利用などを期待する声もある。
　米調査会社マーケッツアンドマーケッツによると、1台あたり数百万から数千万円で販売されているバイオ3Dプリンターの世界市場は、21年に13億3260万ドル（約1400億円）となり16年の3倍を超す。

　バイオ3Dプリンターが普及する上では、安全性の確認に加え製造コストを引き下げる工夫が必要だ。製薬会社や患者のニーズはあり、欧米や中国でスタートアップが生まれるなど関連企業が増えている。実用化を巡って競争が一層激しくなりそうだ。

　▼バイオ3Dプリンター　樹脂や金属を吹き出して立体物にする3Dプリンターの技術を使い、細胞を材料に人体の組織を作る。ノズルから吹き出すインクジェット方式や、針に刺して積み上げる方式など複数ある。2010年代に製薬会社や研究機関で技術評価を目的に導入されてきた。大学発の技術などを生かす関連企業が生まれ、新薬開発や人工臓器の生産に応用されつつある。（大下淳一）

日本経済新聞電子版　2019年8月25日

ワーク5
新聞記事トレーニング──プレゼンテーションの資料例

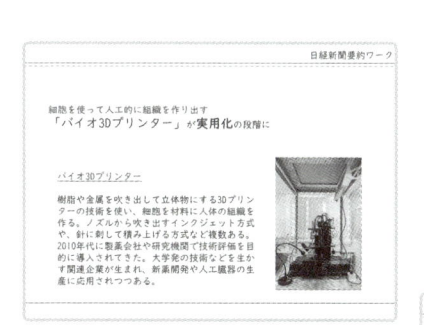

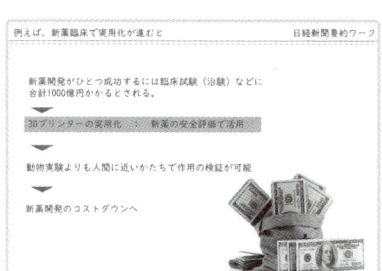

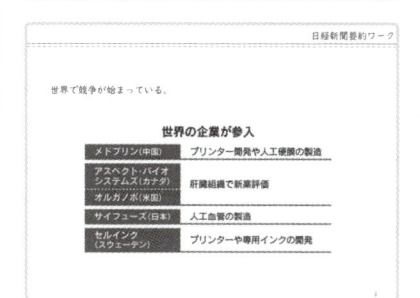

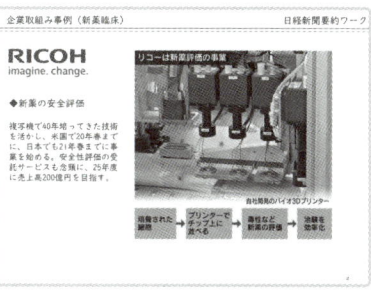

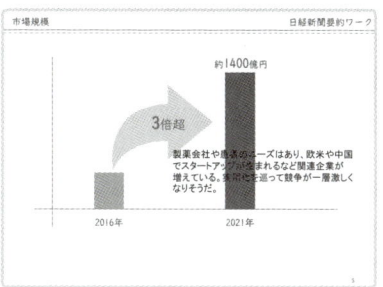

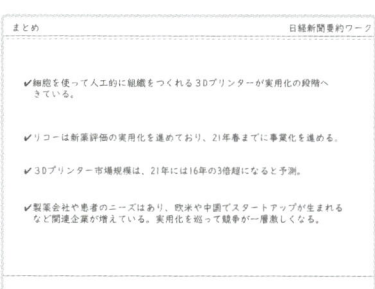

第 6 話

リラックス法を試そう

赤木

> 「サトルさん、こんにちは。ウォーキングや新聞記事ト
> レーニングは進んでいますか？」

サトル

> 「はい。（活動記録表を見せながら）歩数はだいたい1日
> あたり6,000歩は達成できています。新聞記事トレーニ
> ングは1日だけサボってしまいましたが、残りの日は取
> り組めました。こんなふうにまとめてみたのですが
> ……」

赤木　「新聞記事の書き写しや要約も、順調に進められていますね。
活動記録表もしっかりチェックできていますし、がんばりました
ね」

サトル　「新聞記事トレーニングは、頭を使いますし、1時間とい
う時間制限があるので疲れました。また、できたものをまとめて赤
木さんに提出しなくては、という緊張感もありますね」

赤木　「サトルさんのようなシステムエンジニアのお仕事は、周囲
からのプレッシャーが大きいでしょう。納期もあるでしょうし、新
聞記事トレーニングとは比べものにならない緊張感があるのではな
いですか？」

サトル　「そうですね。転勤してからのプロジェクトは、顧客から

の要望が多く、メンバーも少なくて休むヒマもなかったです」

赤木 「緊張状態が続くと、睡眠や体調に影響があると言われていますし、何よりうつ状態を再発しかねません。今日はリラックスする方法について考えてみましょうか。サトルさんは、自分はどんな時にリラックスしている、と感じますか？」

サトル 「あらためて聞かれると……。そもそも自分がリラックスしているかどうかも、あまりわからないです」

赤木 「確かに『リラックスしている』と言われてもわかりにくいですよね。では、リラックス法を1つご紹介します。ここで試してみましょうか」

　サトルは、赤木の指示に従いながら、その場で筋肉を緊張させたりゆるめたりするリラックス法をやってみた。

赤木 「お疲れさまでした。率直な感想はいかがですか？」

サトル 「うーん、部分的に身体の一部に力を入れてから力を抜く、というシンプルな動作だったので、思ったよりも簡単でした。でも、リラックスできていたかと言われると、よくわからないです」

赤木 「一度で効果を感じる方もいますが、これも続けることが大切です。毎回、意識的に身体感覚に目を向けることで、徐々にリラックスする感覚がわかってくると思います」

サトル 「なるほど、新聞記事トレーニングが終わったあとに試してみようかな」

ワーク6 ｜ リラックス法

リラックス法の1つである「漸進的筋弛緩法（ぜんしんてき）」を試してみましょう。「漸進的」とは「徐々に」という意味です。難しい名前がついていますが、やることは「筋肉を緊張させる（力を入れる）・弛緩させる（力を抜く）」というシンプルな動作のくり返しです。

【準備】
・イスに腰かける
・アクセサリーや腕時計など、身体を締めつけるものは外す
・なるべく静かな場所で行う

【注意点】
・痛みを感じる部位があれば、すぐに止める
・力を入れる際は、目一杯の力に対して 60 〜 70％ぐらいの感覚で行う
・力を抜いたあとは、力を入れていた部位の身体感覚に意識を集中させる

【取り組むこと】
すべての動作について、以下をくり返します。

①基本姿勢をとる
1. 浅く腰かける（寄りかからない）
2. 両足の間隔を肩幅程度に開き、膝の角度は約 90 度にする

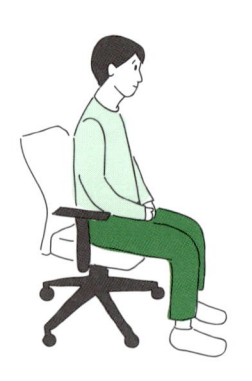

②以下に従って、力を入れる（5秒程度）、ストンと力を抜く（20秒程度）という動作をセットで行う

●手のリラックス

前かがみになり手のひらをぎゅっと握る ➡ 力を抜く

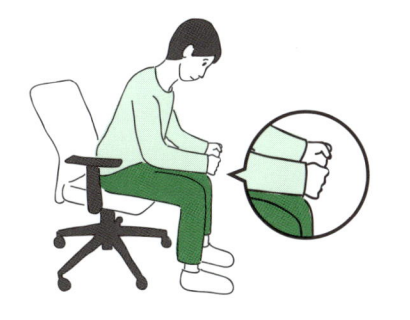 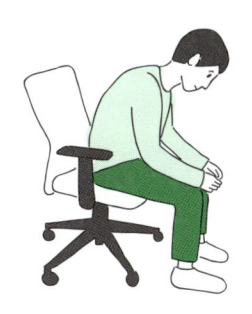

●腕のリラックス

拳を軽く握り、肘をぐっと曲げて脇を締める ➡ 力を抜く

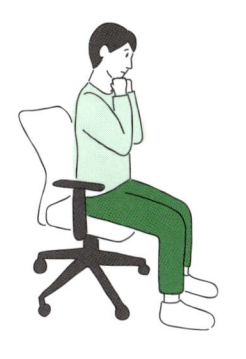 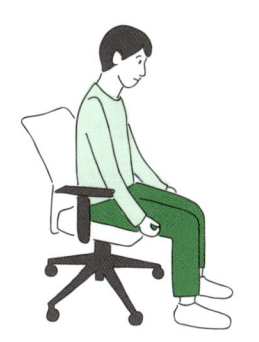

●顔のリラックス

額にしわを寄せ、眉をひそめる。目は固くつぶり、歯を食いしばる → 力を抜く

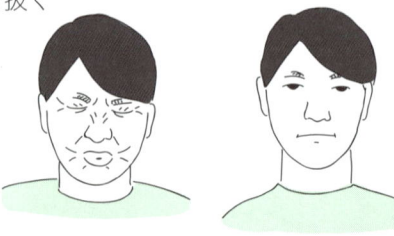

●首のリラックス

ゆっくりと顔を正面に向けてから、そのまま頭を後ろに下げる
※天井のなるべく後ろのほうを見るようにする → ゆっくり顔を正面に戻す

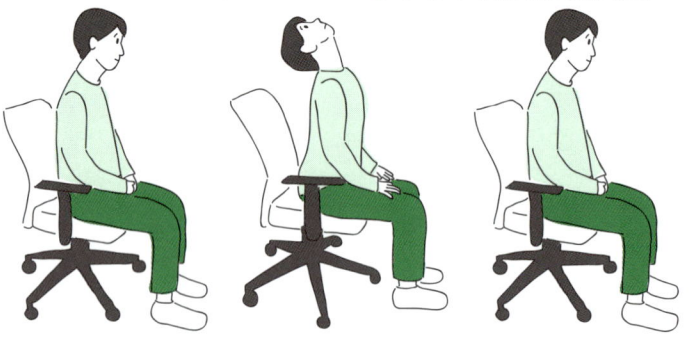

顔を正面に向け、肩を動かさず、右肩に右耳を近づける → 元に戻す　※終わったら、同様に左側も行う

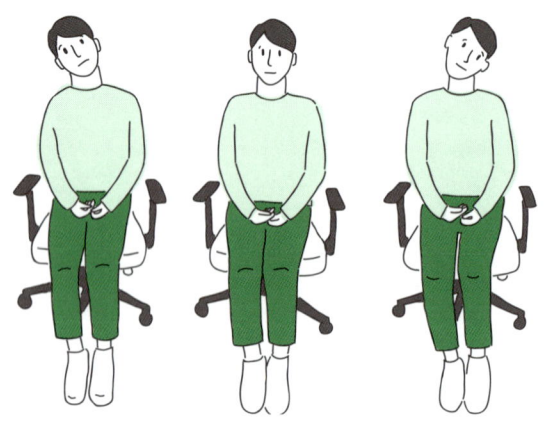

●肩のリラックス

首をすくめるようにして、肩を上げる ➡ 力を抜く

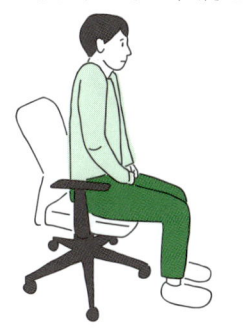 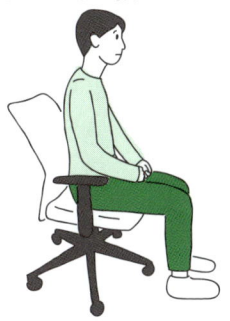

●お腹のリラックス

両手を重ねて、軽くおへその下を押す。その手を押し返すように腹筋に力を入れる ➡ 力を抜く

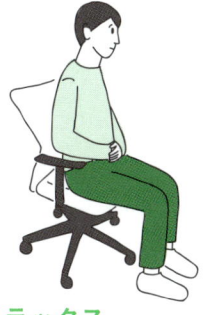 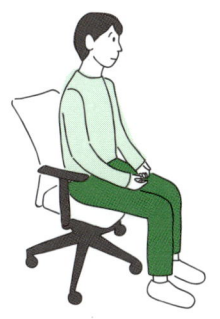

●脚のリラックス

背もたれに寄りかかれるように深く腰をかける。
両ひざをくっつけて、つま先は手前（身体のほう）に向けて脚を伸ばす ➡ 力を抜く

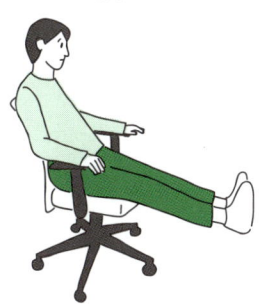 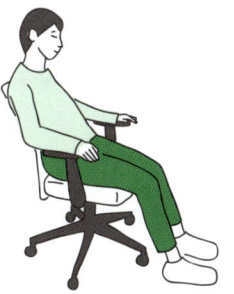

第 7 話

アクティブレストで
心と身体をリフレッシュ

筋肉を使ったリラックス法を習った3日後、サトルは電話で赤木に経過を報告した。

「もしもし、須山です。次の面会は来週ですよね。経過報告をしたほうがよいかと思ってご連絡しました」
サトル

赤木

「ありがとうございます。先日教えたリラックス法は、活用できましたか？」

サトル 「はい。新聞記事トレーニングの合間やワークを終えたあとに試しました。リラックスしているのかどうかはわかりませんでしたけど、なんとなく身体が軽くなったような感覚がありました」

赤木 「PC作業を続けると首回りや肩が凝りますよね。このようなリラックス法を取り入れることで、気持ちも身体もラクな状態でいられると思います」

サトル 「リラックスや休憩って大切なんだ、と実感しました。プロジェクトが佳境だった時はトイレに行くヒマもないくらいでしたし、休日も仕事にあてることがほとんどで……。あまり『休む』という考えが頭にありませんでした」

赤木 「サトルさん、次の週末は、どのように過ごされるのですか？」

サトル 「気持ちも乗ってきていますし、新聞記事のトレーニングを続けようかな。だんだん楽しくなってきましたし、2、3個の記事をまとめるのもよいかもしれません」

赤木 「意欲的ですね。でも、まさに今、リラックスや休憩の大切さに気づいたところですよね？ ここはひとつ、休日を有効的に活用することを考えてみましょう。サトルさん、人にはなぜ休養が必要なのだと思いますか？」

サトル 「はあ。疲れをとらないといけないから、ですか？」

赤木 「半分は正解です。休養は『休む』ことと活力を『養う』ことがセットになっているのです。人が休養をとる理由は、疲労をリセットしながら、心身ともに活力ある自分を維持するため、と言えます」

サトル 「だから『休』『養』なんですね。納得です」

赤木 「1日中、身体を動かさないデスクワークをしても疲れは溜まりますよね？」

サトル 「そう言われてみると……。プロジェクトの納期が迫って集中して仕事をしていた時はとても疲れていたような気がするな。客先のシステムで大きなトラブルがあった日は1日中社内で対策会議をしていて……。そんな日はどっと疲れました」

赤木 「そのようなことがあったあとの休日は、どう過ごしていたのですか？」

サトル　「1日中寝ていたり、残った仕事を進めたりしていることが多かったです」

赤木　「寝ることで疲れがとれることもありますが、それだけでは不十分な日がありませんでしたか？ デスクワークや心理的なストレスによる疲労には、休むよりも軽い運動などで身体を動かすほうが効果的な時があります。これが『積極的休養（アクティブレスト）』と呼ばれるものです」

サトル　「積極的休養……」

赤木　「ええ。サトルさんは、先週末は何をしていましたか？」

サトル　「土曜日は近くの海までドライブして、海辺を散歩したらとても気持ちがよかったです」

赤木　「それはまさに積極的休養ですね。『気持ちがよかった』のですから、リフレッシュされ活力が生まれたのでしょう。少し身体を動かすことで、筋肉の緊張が和らいで血流がよくなり、老廃物も排出されやすくなる、と言われています」

サトル　「そういうわけだったのか。少し疲れている日でも、運動不足気味であれば積極的休養をとるようにしてみます」

赤木　「ぜひ試してみてください。次のワークは、復職後も見据えた休日の活用方法を考えることです。休日の過ごし方＝休養のとり方は安定して働くためにとても大切なことですから、今から練習しておきましょう」

ワーク7 ｜ アクティブレスト

「アクティブレスト（積極的休養）」は、厚生労働省から出されている、「健康寿命を伸ばし、健康格差を減らすための指針・計画」でも推奨されています。「積極的休養」はあえて活動することで精神的な鋭気を養うリフレッシュ法と言えます。

　復職後も心身をよい状態に維持できるよう、週末を有効活用して「休養」をとりましょう。この復職準備期間を使って、自分にとってよりよい休日の過ごし方を研究します。疲労感やストレスのコントロールが上手な人は、積極的休養をうまく活用しています。

【進め方】

1）アクティブレストとして実行していること・していたこと・してみたいことをリストに書き出しましょう。
　　（軽い運動、趣味、ボランティアなど、心身のリフレッシュにつながりそうな身体を動かす内容）

2）次の週末に試したいことを1）のリストから1つ以上選びましょう。実際に試してみたあとに、心身のリフレッシュにどのくらいよい影響があったか、評価してください。また、気づいたことは書き残しておきましょう。

アクティブレストとリフレッシュ効果

◎：とても大きい　○：大きい　△：ほどほど　ー：あまりない

※肉体的疲労がピークの時や活動が多い時は、積極的休養を控えましょう。活動量の把握には**ワーク3「活動記録表」**が役立ちます。

項目	効果
山や海までドライブに行って散歩する	◎
自宅で腹筋	△
バスケットボールの社会人サークルに参加	○

メモ：アクティブレストを試して気づいたこと

・海辺を散歩すると、とても気持ちがよい

・雨の日にできることがないか、探しておきたい

・バスケットボールは疲れるので、疲労感がある時は止める

記入欄 ✏ やってみよう！

項目	効果

memo

week 2

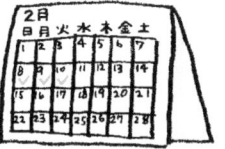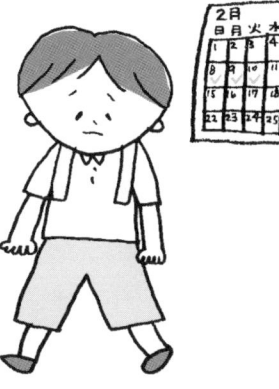

第 **8** 話

ここまでを振り返る(1)

赤木
「サトルさん、ここまで取り組んだワークはいかがでしたか？ 復職に役立ちそうでしょうか？」

「はい。なんだか、復職に向けて前に進んでいる気がします」

サトル

赤木　「よい方向に進んでいる、という感覚をもてていることは何よりです。では、どのようなよい変化があったのか、具体的に確認していきましょうか」

サトル　「はい。赤木さんからは、どのように見えているか教えてもらえませんか？」

赤木　「はい。ただ、まずはご自身で振り返ってみていただけますか？　これまでにやってきたことから、復職に向けて変化があった点、気づいた点を具体的に書き出してみましょう」

サトル　「うーむ。そうですね、できるかな……」

赤木　「自分を振り返ることで、ご自身を客観的に観察することになりますし、自己理解にもつながります。再発予防にとって、客観的な観察力や自己理解はとても大切です」

サトル 「なるほど。再発予防にもつながると思うと、気持ちが入ります」

赤木 「ウォーキングや新聞記事トレーニングのように、復職まで継続するワークもありましたよね。もともと立てた目標やペースが、今のサトルさんに合っているかを確認してみてください。必要であれば修正しましょう」

ワーク8 │ 第1週までの振り返り

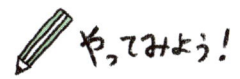 やってみよう！

1) 自分が変化した点
これまでのワークを振り返って、自分に変化があった点、気づいた点を自由に書き出してみましょう。小さなことでも構いません。できるだけたくさん挙げてください。

記入欄

2) 継続ワークの今後の取り組み方（目標／実施ペースの確認）
これまでのワークは、最後まで継続して取り組む内容がほとんどです。これらのワークをどのように継続して取り組むか、再確認しましょう。

ワーク4「ウォーキング」の振り返り　※42ページ参照

43ページの振り返りのポイントを確認しながら、第2週の歩数目標を決めましょう（42ページに記入）。

ワーク5　新聞記事トレーニング　※46ページ参照

48ページの［第2週分］を記入しましょう。

ワーク7　アクティブレスト　※63ページ参照

1）第1週の振り返り　※64ページに記入

先週末に試したことがあれば、リフレッシュ効果を振り返って書いてみましょう。

2）第2週の目標

・新しく試したいことが思いついたら、リストに書き加えましょう。

・次の週末に試すことを1つ選びましょう（2と項目の横に書いておきます）。

・その他、今週試したいことを書き出しましょう。

memo

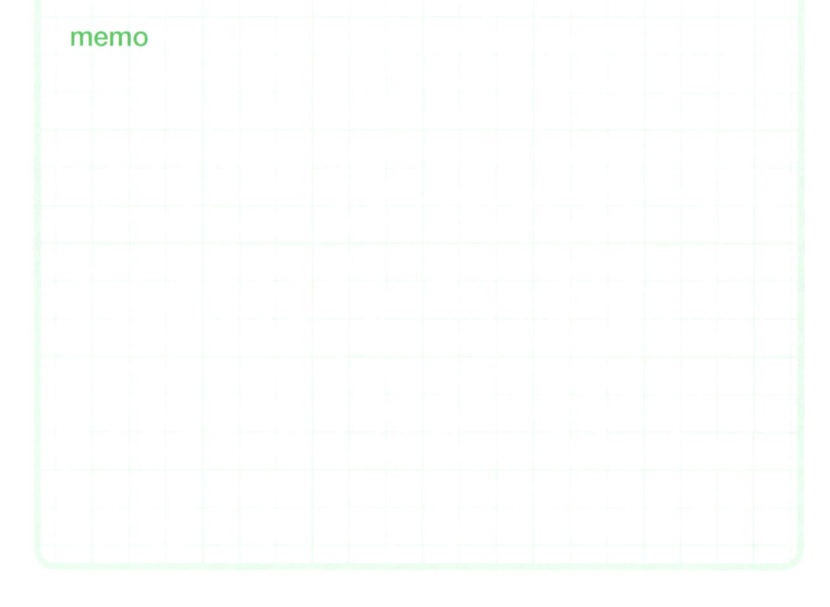

第 9 話

「睡眠」について知る

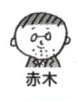

赤木 「サトルさん、先週の休日はどんなふうに過ごしましたか？」

サトル 「はい。隣町にある社会人のバスケットボールサークルにはじめて参加しました。バスケは2年ぶりぐらいだったので、すぐに息切れするわ、脚がもつれるわ……。ただ、久しぶりに目一杯、身体を動かして気持ちがよかったです。この日はぐっすり眠れました」

赤木 「『アクティブレスト』を活用したリフレッシュで、よい睡眠がとれたようですね。リフレッシュと回復がよい循環で回りましたね。しっかりと心身を休ませて回復を図る休養も大切です」

サトル 「回復の役割をもつのが睡眠ですか？」

赤木 「はい、睡眠時間をしっかりとることは大事です。一方で睡眠は量だけでなく質も大切、と言われています。でも、『睡眠の質』と聞いてもピンと来ないかもしれませんね。わかりやすく言うと、『寝つきがよいか』『すっきり起きられるか』ということです。今日は睡眠について学びながら、どうすれば質のよい睡眠をとれるのかを探っていきましょう」

サトル 「それは、ぜひ知りたいです！ うつになってから眠れない日が多くて……。睡眠薬を飲んでいるのですが、すっきり起きられ

る日がほとんどなくて……」

赤木　「メンタル不調には睡眠障害を伴うことが多いですからね。先ほど『バスケサークルに行った日はよく眠れた』とおっしゃっていましたよね？　睡眠の質は日中の過ごし方と深い関連があります。『疲れたらよく眠れる』。これが、質のよい睡眠をとる1つ目のポイントです」

サトル　「疲れたらよく眠れる……。なんだか、当たり前に聞こえますけど……」

赤木　「ええ。ただ、サトルさんは、休職中は家にいることも多かったんじゃないですか？　日中に身体を動かして疲れを溜めておくと、睡眠のリズムが整いやすくなります」

サトル　「そうすると、ワークにあるウォーキングをして歩数を稼ぐことも睡眠改善につながる、ということですか！」

1. メンタル不調と睡眠

うつ病になった方の約9割が何らかの睡眠障害を伴っているとされます。また、不眠症状がある人はうつ病にかかりやすい、という報告もあり、メンタル不調と睡眠の関連はとても深いものがあります。睡眠の理解を深めながら、より質の高い睡眠をとるためにどんなことができるのかを考えてみましょう。

● 睡眠の役割

睡眠は、心身機能を維持する、向上させる役割があります。具体的には、以下のような効果が知られています。
- 身体や脳の休養・メンテナンス
- ホルモンバランスの調整
- 免疫力の向上
- 記憶の定着や整理

2. 睡眠のメカニズム(1)「疲れると眠くなる」

質のよい睡眠を得るために、睡眠に関連した体内のしくみを少し知っておきましょう。その1つは、サトルさんと赤木さんの会話に出てきた「疲れたらよく眠れる」です。これは「恒常性維持機構＝ホメオスタシス」と呼ばれる機能です。

日中活動している間に疲れが溜まると、脳の活動が低下して眠くなります。疲れの度合いに応じて、眠気も強まり、睡眠も深く長くなります。しっかりと運動した日にぐっすり眠れるのはこのためです。

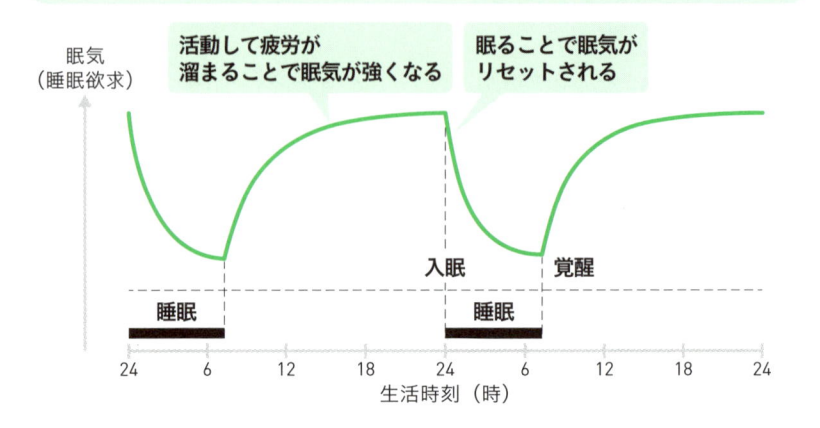

疲れると眠くなるしくみ

眠気
（睡眠欲求）

活動して疲労が
溜まることで眠気が強くなる

眠ることで眠気が
リセットされる

入眠　　覚醒

睡眠　　　　　　睡眠

24　6　12　18　24　6　12　18　24

生活時刻（時）

3. 疲労を溜めて質のよい睡眠をとる

● 程よい日中活動を継続する

日中に心身を使った活動をして、適度に疲労を溜めましょう。

この本のワークに取り組むことで自然と頭を使い、**ワーク4「ウォーキング」**による身体活動とあわせて、適度に心身に負荷がかかるようになります。毎日続けてワークに取り組むことで、質のよい睡眠につなげましょう。

● 夕寝をしない

日中に睡眠をとると、疲労によって溜めた眠気がリセットされてしまい、夜に寝づらくなってしまいます。とくに夕方以降のうたた寝は避けましょう。夕食前に間食をとると夕飯が食べられない、おいしくない、といった経験はありませんか？ 夕方以降のうたた寝はこれと似たようなものです。どうしても日中の眠気が強く、仕事

や生活に影響が出そうなときは、正午から15時までの間に20〜30分程度の仮眠をとることをおすすめします。

ワーク9 ｜ 睡眠の質チェック

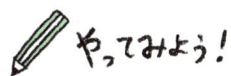 やってみよう！

1）ここ1週間を振り返って、以下のことを確認しましょう。

◎：ほぼ毎日当てはまる
○：当てはまる日が数日ある
×：当てはまらない

項目	チェック
就寝時間や起床時間の変動が少なく、昼夜が逆転していない	
十分な睡眠時間がとれており、日中に過度の眠気や意図しない居眠りが生じていない	
寝床に入ってから寝つくまでの時間が気にならない程度である	
夜中に中途覚醒がない、またはあっても気にならない程度（すぐに再び眠れる）である	
起きた時に熟睡感や疲れがとれた感覚がある	
日中、過度な疲労がなく、意欲がある	

※厚生労働省「第1回　健康づくりのための睡眠指針の改定に関する検討会資料　資料4（2）
小山 恵美委員提出資料」参照

2) 質のよい睡眠をとるための日中活動を考える

質のよい睡眠をとるために、日中、意識的に身体を動かす取り組みをはじめましょう。**ワーク４「ウォーキング」**にも取り組んでいますので、それで十分な疲労感がある場合は、無理に活動を足す必要はありません。

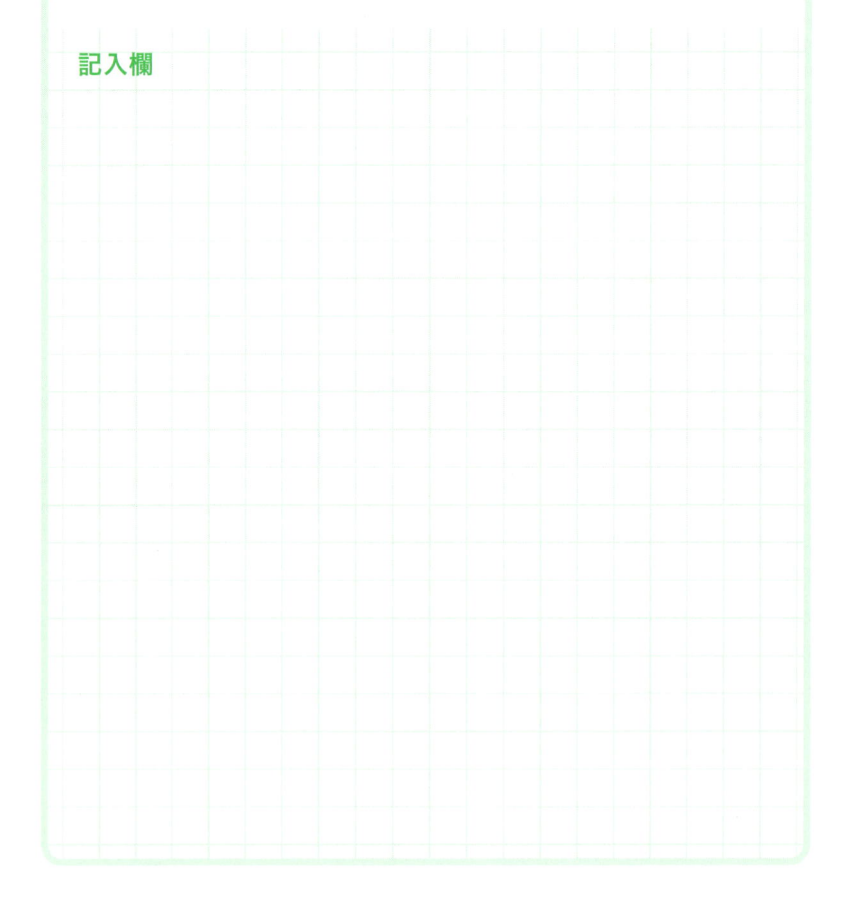

サトルさんの例

・毎日欠かさず、このワークに取り組む
・３日に１度は市民会館のプールで泳ぐ
・スーパーマーケットまで歩いて買い物にいく（往復徒歩30分）

記入欄

第10話

体内時計って？

赤木
「さて、睡眠について話を続けましょう。もう1つ、睡眠について覚えておくとよいしくみがあります。それは、『夜になると眠くなる』です」

「夜になると眠くなる……。うーん、これも当たり前のような気がしますが……」

サトル

赤木　「人間には『体内時計』と呼ばれる機能があり、これが夜になると眠くなるしくみです。体内時計は、光や食事と関連が深いと言われています。『疲れると眠くなる』しくみと同じように、日々の過ごし方によっては体内時計が狂ってしまい、睡眠に影響することがあります」

サトル　「そうなのか。体内時計が狂わないようにするにはどうしたらよいのか教えてください。ぐっすり眠れる日が増えるなら、なんでも知りたいです」

赤木　「はい、体内時計のほかに、『睡眠環境』についてもお伝えしましょう。情報量は多くなりますが、知識を得たうえで取り組めそうなことから1つずつやってみてください」

サトル　「今日は学ぶことが多そうですが、がんばってみます。これで頭を疲れさせて、今日はぐっすり眠るぞ！」

1. 睡眠のメカニズム(2)「夜になると眠くなる」

「夜になると眠くなる」しくみに関わっているのが「体内時計」です。体内時計は、生物の自然な睡眠のサイクルをつくりだしています。睡眠には、メラトニンと呼ばれるホルモンが関わっています。朝に光を浴びることで体内時計のスイッチが入り、メラトニンが減って徐々に覚醒します。そして、暗くなるとメラトニンが脳から分泌され、自然と眠くなるのです。通常、起きてから15 〜 16時間後に眠気が訪れるようになっています。ぐっすり寝た翌日でも夜になれば眠くなるのは、このためです。

メラトニン分泌量と睡眠の関係

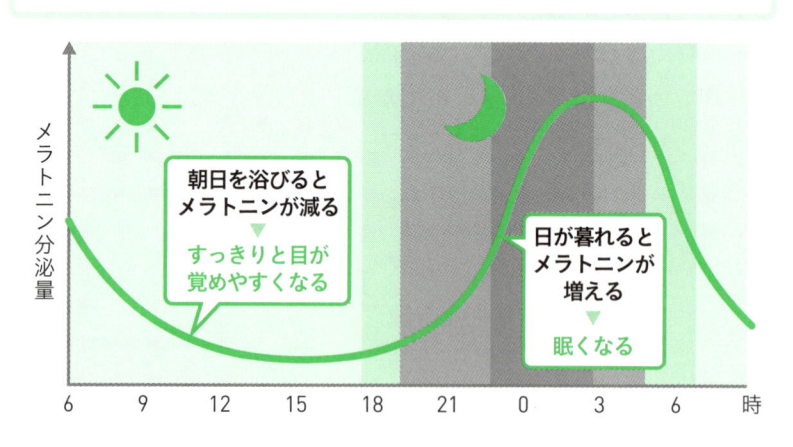

2. 体内時計を正確に保つには

体内時計の調節に関連が深いものとして光と食事が挙げられます。1日は24時間ですが、体内時計は約25時間周期で動くとされ、

このズレを調整することで自然と「夜になると眠くなる」周期が生まれます。

　では、具体的にどのようなことに気をつけるとよいか、見ていきましょう。

起床時間を一定にする

　起床して活動すること自体が、体内時計の調節につながります。

朝、日光を浴びる

　日光を浴びることで体内時計がリセットされ、「これから1日の活動を開始する」という合図になります。曇天や雨天の日であっても外に出るだけで効果があります。

朝食をとる

　インスリンには血糖値を調整する役割があることが知られていますが、体内時計を調整する役割がある、とも言われています。体内時計を調節するために、朝食では炭水化物やたんぱく質をとりましょう。そして夕飯は早めに済ませ、朝に空腹感を感じられるようにします。夕食が遅くなる場合は、炭水化物を控えたメニュー（例：スープ、サラダ）で血糖値を上げ過ぎないようにします。

寝る前にパソコンやスマートフォンを見ない

　ブルーライトを浴びると、脳が昼間だと勘違いしてメラトニンの分泌が抑制されると言われています。就寝の前にパソコンやスマホを見ることはできるだけ避けましょう。

3. その他のアプローチ

これまでにご紹介した「適度に身体を疲れさせる」「体内時計を正確に保つ」以外にも、睡眠の質を上げるためのアプローチがあります。

睡眠環境を整える
- **照明**：暖色系の蛍光灯で、就寝時にはものの形がうっすらとわかる程度の明るさ（0.3〜1.0ルクス程度）がよいでしょう。パソコンやスマホのブルーライトや明る過ぎる光は覚醒を促します。
- **音**：心地よい音が静かに聞こえる程度がよいでしょう。
- **寝具**：枕、マットレスなど、自分に合ったものを選びましょう。
- **空気**：定期的に換気し、ハウスダストを防ぎます。

寝る時以外は寝床から出る
寝床にいる時間に対して眠っている時間の比率を「睡眠効率」と呼びます。睡眠効率が低い（寝床で眠れない時間が多い）ほど、睡眠の質が下がるとされます。睡眠効率が低いと寝床に入っても「眠れるかな……」と考え、眠りに入りづらい緊張状態になります。これを避けるために、寝床は寝る時だけ使うようにしましょう。日中は寝床で横になったままテレビを見たりしないようにし、夜間でも眠れない時、眠くない時は寝床から出るようにします。

就寝前に入浴する
就寝前は、体の内部の体温（深部体温と呼ばれます）を上げることが望ましいと言われています。上昇した体温が下がる際に自然と眠気が訪れ、睡眠の質が上がるのです。赤ちゃんが眠くなった時に手が温かくなるのは、深部体温が下がり皮膚表面の体温が上がって

いるためです。

　入浴は深部体温を上げる効果があり、睡眠の質向上につながります。眠るためによい体温コントロールができるように、以下のような点に気をつけましょう。

- 入浴時間：就寝1時間前にはすませましょう。眠る直前に入浴して体温が上がると眠りにつきにくくなります。
- 入浴温度：ぬるめのお湯（38〜40℃）にゆっくり（10〜15分ほど）つかります。熱めのお湯がよい場合は、つかる時間を5分程度にしましょう。

🌿 リラックスした状態をつくる

　副交感神経が優位になっているリラックス状態をつくることが、質のよい睡眠につながります。ヒーリング音楽を聴く、深呼吸やストレッチ、すでにご紹介した筋弛緩法のようなリラックス法を取り入れるのもよいでしょう。

ワーク10 ｜ 睡眠の質を高める行動リスト

質のよい睡眠をとるために、具体的にどのようなことをするとよいのかを考えてみましょう。

サトルさんの例

- 毎日、遅くとも8時には起きて、朝食を食べる
- 起床後、ベランダに出て10分ほど日光を浴びる
- ベッドでスマホを見ることを止め、眠りにくい時はソファに座って本を読む
- 22時30分以降はスマホを見ることを止める（電源を切る）。
- 枕の高さが合っていないので、新しい枕を買う

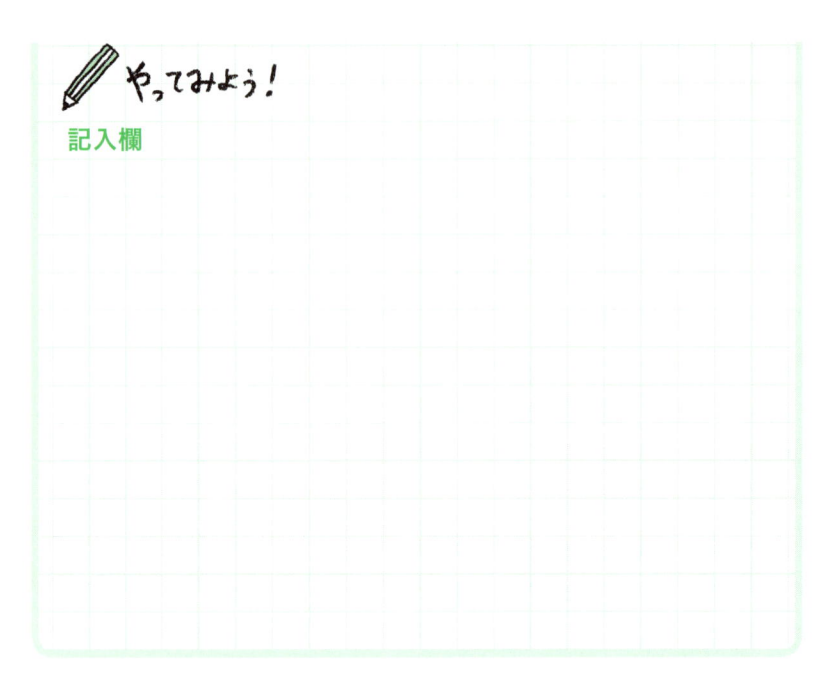

✏️ やってみよう！

記入欄

赤木 「サトルさん、睡眠について学んでみて、いかがでしたか？」

サトル 「いや〜、目からウロコが落ちました。適度な負荷をかけることや、寝る環境を整えることが関連しているのですね。働いている間、調子が悪くなった時は朝食を抜くことが増えていました。これも睡眠と関連していたなんて……」

赤木 「学んだことをもとに、快適な睡眠のためにできそうなことを考えて、試してみてください」

サトル 「そうします。今まで、睡眠については薬だけに頼っていましたが、自分にもできることがあったんですね……」

赤木 「服薬もご自身に合った処方であれば効果が見込めます。サトルさんは、診察の際、医師に睡眠について困っていることを具体的にお話しされていますか？ 単に『眠れません』とだけ、伝えていませんか？」

サトル 「え、確かに『あんまり眠れないです』とだけ伝えていました。何かマズいのでしょうか？」

赤木 「眠りに関する症状も、『寝つきが悪い』『途中で何度も目が覚める』『熟睡感がない』『朝起きられない』など、さまざまです。症状によって処方される薬が変わることもあるので、ていねいに伝えましょう。以前、私が働いていたリワーク施設の利用者さんが『眠る前に脚がムズムズして落ち着いて寝られない』と主治医に伝えたところ、薬が変更され、症状が改善したことがありました」

サトル 「なるほど。次からは、睡眠の状態をしっかり伝えるようにします」

赤木 「睡眠について主治医に報告する時には、睡眠時間を記録した**ワーク3『活動記録表』**や**ワーク9『睡眠の質チェック』**が役立ちますよ」

サトル 「すごい！ 今までやったワーク1つひとつに、いろいろな効果や活用法があるんですね」

第 11 話

自分の「よい状態」
「悪い状態」

赤木

「今日からは、少しずつ本格的な再発予防を進めていきましょう。さて、サトルさん、今日の状態はいかがですか？」

サトル

「状態ですか……。急に言われても、うーん、そんなに悪くはないと思います」

赤木　「なぜ、『そんなに悪くはない』と思われたのでしょうか？」

サトル　「なんででしょうか……。はっきりとは言い切れないのですが、寝起きがよかったから、でしょうか？」

赤木　「復職後に仕事もプライベートも楽しむために、調子のよい状態でいたいですよね？　調子のよい状態を維持し、調子が悪くなってもよい状態に戻せるようになることが、再発予防につながります」

サトル　「もちろん、調子よくいたいですよ！　でも、仕事が忙しくなると、いつもよい状態ではいられないかも……」

赤木　「まずは、調子の『よい』『悪い』がどんなことなのかを探ってみませんか？　サトルさんにどんな傾向があるのかを、把握することからはじめましょう」

サトル　「傾向と言われても、全然わかりません……」

赤木　「傾向を把握するための観点を、いくつか用意してあります。**ワーク11『コンディションシート』**（86ページ）に、自分の傾向を書き出してみましょう」

サトル　「なるほど。いくつかの項目に分かれているのですね。赤木さんの例を見本にすれば、書き出せそうです」

赤木　「多少イメージできたようでよかったです。先ほどの『寝起きがよい』というのも、自分の状態を把握する大事なポイントかもしれません」

サトル　「そうか！ ありがとうございます。寝起きの感覚は、『身体面』の欄ですね」

☐ 体調や気分を調整する手だては、服薬と休養だけ
☐ ストレスの高い状況になると、回避行動（例：トラブルから逃げる、引きこもる）をとりがち
☐ 心や身体の状況が悪いとわかっていても、対処できない

　これらの項目に当てはまる方は要注意です。復職すればストレスは避けて通れません。再発を防ぐために、ストレスがある中でも気分や体調をコントロールし、できるだけ「調子のよい状態」でいるための対処法を身につけましょう。

ワーク11 ｜ コンディションシート

【コンディションシートとは】
自分の状態を把握するためのシートです。自分が調子のよい状態、または調子の悪い状態にある時に、どのような傾向が見られるかをまとめます。

【状態の定義】
- **調子のよい状態**：気分が安定していて、心身や業務パフォーマンスに問題が生じていない
- **調子の悪い状態**：気分が落ち込んでいて、心身や業務パフォーマンスに何らかの問題が生じている

※調子がよい・悪いとはっきり２つに分けるものではなく、今の自分の状態がどちら寄りなのかを判断できるようになればOKです。

【状態の項目】
- **身体面**：身体感覚、身体症状や身体反応、睡眠・食事・運動などの生活習慣
    - 例：体の軽さ、疲労感、肩こり、頭痛、吐き気、動悸（どうき）、寝つき、食欲

- **心理面**：気分、考え方
    - 例（気　分）：スッキリ、楽しい、ワクワク感、やる気、不安、自責、イライラ
    - 例（考え方）：前向き、切り替えが早い、ぐるぐる同じことを考える、攻撃的、積極的

- **業務面**：仕事の進め方、業務上のコミュニケーションの傾向
    - 例：To Doの整理、期限を守れているか、出社意欲、残業時間

- **余暇面**：休日の過ごし方、趣味など
    - 例：ランニングサークル、社外の勉強会、スポーツジム、

ゲーム、旅行などをする気があるか、できているか

- **その他**：上記の項目以外にも、自分の状態を把握するうえ
で大切なポイントがあれば、自由に記入しましょ
う

例：嗜好品（酒、たばこなど）、SNS 投稿、特徴的な行動

【記入時の注意点】

● できるだけ、たくさん書き出してみましょう。

● 「これは身体面か心理面か」といったように、項目に迷っ
た場合は、好きなほうを選んでどちらかに記入しましょう。
いろいろな観点から自分の状態を振り返ることが目的であ
り、厳密に正しく分ける必要はありません。

※「調子の悪い状態」を書き出す際は、つらくなる可能性があります。つらい気持ち
が続くようであれば、休憩をとる、別の日に取り組むなど、無理のない範囲で進め
ましょう。

サトルさんの例

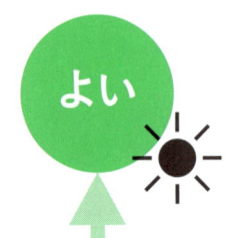

よい

調子のよい状態

身体面	心理面
●身体が軽い	●「会社に行きたくない」と思っても、気持ちを切り替えられる
●すぐに寝つける	●楽観的な考え方ができる
●起きてからすぐに準備ができる	●イライラすることが少ない
●おいしく食事を食べられる	●あまり悩まない

きっかけ・注意サイン ←

調子の悪い状態

身体面	心理面
●歩くスピードが遅くなる	●会社に行く気持ちがなえている
●寝つきが悪く、夜中に起きる	●実際に起こっていなくても、ミスや相手の反応が気になる
●起きた時に体がだるい	●ちょっとしたことでイライラする
●食べてもあまり味がしない	●不安感が強い

悪い

業務面	余暇面	その他
● タスクを順調にこなせる	● 土日のどちらかは、ドライブか散歩に出かける	● Facebookへの投稿、友人へコメント投稿を楽しめる
● 新しい仕事にも、前向きに取り組める	● 仕事が終わったあとに、同僚や友人と夕飯に行く	● 実家に定期的に連絡を入れる
● 打ち合わせが苦でない	● 週に2回、スポーツジムに行ける	● 1日のお酒がビール1缶まで
● 1日ごとに達成感がある	● 有給休暇をとって旅行に行く	● 家が片づいている

ここについてはあとから取り組みます　➡　**ストレス対処・メンテナンス**

業務面	余暇面	その他
● タスクに追われている	● 土日両日とも家でごろごろしている	● Facebookを見るのがつらくなる（見なくなる）
● トラブル案件への対応に実が入らない	● 仕事が終わったあとは、すぐ家に帰る	● ネットショッピングでの買い物が増える（月に5万円くらい）
● 打ち合わせが苦痛で、コミュニケーションが億劫	● スポーツジムに行かなくなる	● 1日のお酒がビール1缶を超える
● タスクやアポイントを忘れてしまうことがある	● ゲームやネットサーフィンする時間が増える	● 玄関の靴がバラバラのまま

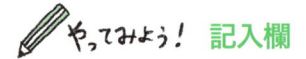 やってみよう！ 記入欄

調子のよい状態

身体面	心理面	

きっかけ・注意サイン

調子の悪い状態

身体面	心理面	

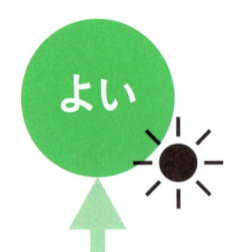

業務面	余暇面	その他

ストレス対処・メンテナンス

業務面	余暇面	その他

Fold

第 12 話

状態が悪くなるきっかけ・サインは？

赤木 「コンディションシートのよい状態と悪い状態は埋まったようですね。がんばりましたね、サトルさん」

「状態の悪い頃を思い出しながらだったので、少しつらい時もありましたが、再発予防のためと思って、なんとか書き出せました」

赤木 「状態の悪い頃を思い出すのは、しんどい作業ですよね。ただ、しんどかった時期を振り返ることは、復職に向けてとても大切なステップです。無理のない範囲で進めていきましょう」

サトル 「はい、わかりました」

赤木 「さて、次は『状態が悪くなるきっかけ・サイン』について、書き出してみましょう」

サトル 「状態が悪くなるきっかけ、サインですか……」

赤木 「風邪で熱を出した場合で考えてみましょうか。いったん高熱が出てしまったら、安静にして回復させるしかありませんよね」

サトル 「ええ、身体も動かないでしょうし」

赤木　「発熱した場合が、ここで言う『悪い状態』です。ただ、熱が高くなる前に、なんとなくだるい、鼻水や咳が出る、といった軽い症状が出ることが多いですよね。これがサインです。ここで気をつけて過ごしていければ発熱には至らないかもしれません。気分のコントロールも同じです。『悪い状態』になる前にそのサインを見つけられるといいですよね」

サトル　「気分の落ち込みも、悪化する前のサインがわかれば対処しやすい、ということですね」

赤木　「その通りです。状態が悪くなるきっかけやサインは、風邪に比べるとわかりにくく、知らないと気づけないものもあります。今のうちに、きっかけやサインとなりそうなものを知っておきましょう」

状態が悪くなるきっかけ・サイン

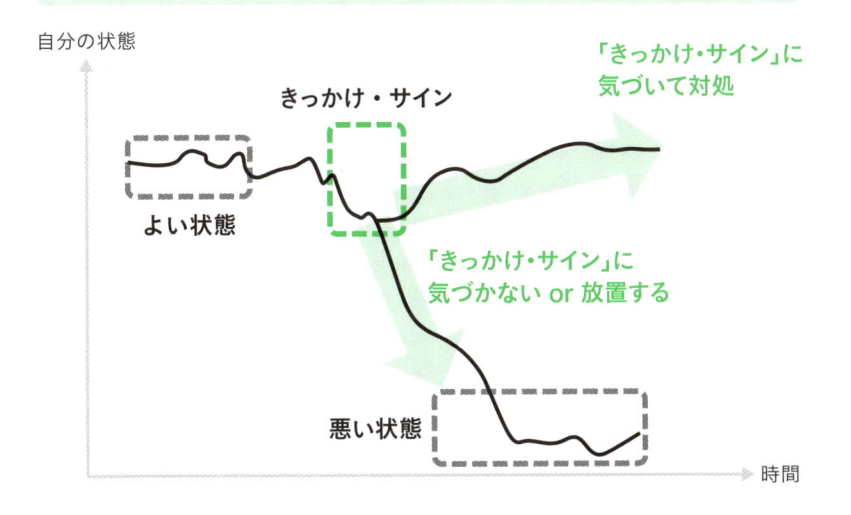

ワーク12 ｜ 状態が悪くなるきっかけ・サイン

「状態が悪くなるきっかけ・サイン」を書き出してみましょう。

1）状態が悪くなるきっかけ・サインを書き出す
- **きっかけ（環境の変化）**
  状態の悪化につながるような環境の変化や出来事
- **サイン（自分の変化）**
  調子がよい状態から少し外れると感じる自分の状態変化

2）注意レベルを記入する
「注意レベル」欄には、その「きっかけ」「サイン」によってどれくらい状態が悪くなるリスクがあるのかを判断して、3段階で入れてみましょう。

　A：50%（2回に1回）以上の確率で調子が悪くなる
　B：25%（4回に1回）程度は、調子が悪くなる
　C：調子が悪くなることは少ないが、ほかと重なる時は注意

3）きっかけ・サインの関連性を振り返る
何らかの「きっかけ」が起きることで「サイン」が表れるパターン、つまり、「きっかけ」と「サイン」がセットになっていることも多くあります。書き出した「きっかけ」や「サイン」を見直して、対になる「きっかけ」や「サイン」がないかを確認しましょう。

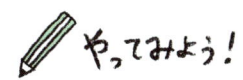 やってみよう！

1）状態が悪くなるきっかけ（環境の変化）	注意レベル
サトルさんの例　仕事でのミスが発覚する	A

その他の例 雨の日が続く、休日出勤、睡眠不足（4 時間以下）、一人残業……

2）状態が悪くなるサイン（自分の変化）	注意レベル
サトルさんの例　起床時に軽い頭痛	C

その他の例 郵便ポストの確認を忘れる、ちょっとしたことでイライラする、読書を楽しめない、昼食を抜く……

第 13 話

調子を整えてくれるもの

> 「コンディションシードをまとめたことで、自分の状態についての理解が深まった気がします。今朝はよい状態に近いんだな、ってことがわかりました」

サトル

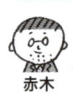
赤木

> 「心身をよい状態に保つことは、メンタル不調の再発予防そのものです。次は、自分をよい状態に整えてくれる行動やものを挙げてみましょう。サトルさん自身がよい状態を維持するために、役立ちそうなことを書き出してみてください」

サトル 「よい状態を維持するために役立つものですか？ あまり思いつかないです……」

赤木 「サトルさんは、東京にいた時は調子よく働けていたんですよね？ また、転勤されてからも、変化に適応して働かれていた期間がありますよね。その時にやっていたことや意識していたことを思い出すことで、ヒントが見つかるかもしれません」

サトル 「ああ、散歩や飲み会みたいなことも入れてよいのですか？ それぐらいのことなら、いくつか出せるかもしれません」

赤木 「はい。できる限りたくさん、10個程度は書けるとよいですね。**ワーク11『コンディションシート』**の『調子の悪い状態』の

ときや、**ワーク12『状態が悪くなるきっかけ・サイン』**が出ているときに、少しでもよい状態に回復できそうなことを想像して書いてください」

サトル 「なるほど。ちょっと回復する程度のことでいいんですね」

赤木 「その『ちょっと回復すること』を知っているかどうかで、ストレス対処力に大きな差が出ますよ。書き終えたら、今後も続けるとよさそうなものに『★』をつけましょう。ちょっとしたことを続けて習慣にできれば、よい状態を保つ助けになるはずです」

サトル 「わかりました。やってみます」

ワーク13 ｜ メンテナンスシート

自分をよりよい状態に整えてくれる行動やモノを書き出しましょう。とくに重要だと思うものには「★」マークをつけましょう。

【書き方のポイント】
- **ワーク11「コンディションシート」**（88 ページ）と**ワーク12「状態が悪くなるきっかけ・サイン」**（93 ページ）を参考に、少しでも「よい状態」に近づける、または「悪い状態」から回復する行動やものを挙げましょう。
- よい状態で働けていた時に心がけていたことや、現在も続けていることを思い出します。
- 復職にあたって必要な4要素（身体面の健康・心理面の健康・業務遂行力・意欲と自信（23 ページ参照））も考える時のヒントになります。
- なるべく多く、10 個以上挙げてください。
- サトルさんのように4つの要素ごとでもいいですし、自由に書き出しても構いません。

サトルさんの例
【身体面の健康】
- 24 時前に寝る★
- おにぎりだけでもよいので、昼食を食べる
- お昼休みに肩を回す体操をする
- 月に1回はバスケサークルに参加する★

【心理面の健康】
- 全社会議の発表の前には深呼吸をする
- 好物のお好み焼きを食べに行く

- 赤木さんに習ったリラックス法を続ける
- 仕事の悩みは、前田さんに相談する★

【業務遂行力】
- 月曜日の朝に、1週間のタスクを確認する★
- 集中して作業したい時は会議室にこもる（同僚に伝える）
- 就業前に日報を書いて、振り返りをする★
- 仕事の悩みは、前田さんに相談する★

【意欲と自信】
- 同僚を誘って夕飯を食べに行く
- 東京勤務時のお客さまからいただいた感謝のメールを見る★
- 週末に図書館に行ってプログラミングの専門誌を読む★
- 月に1回はバスケサークルに参加する

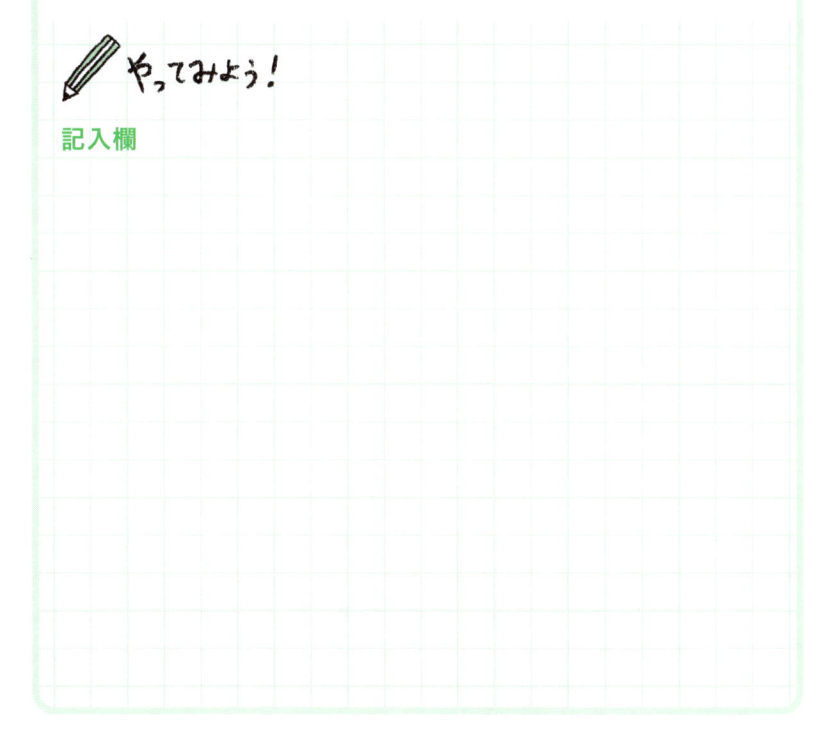 やってみよう！

記入欄

サトルは、書き出した「メンテナンスシート」を赤木に見せた。

赤木「サトルさん、たくさん書き出せましたね！ 全部で16項目も書けたじゃないですか！」

サトル「はい。小さなことでもいい、というので『お好み焼きを食べる』などまで入れてしまいました」

赤木「自分で『メンテナンスになる』と思えるのであれば構いません。これで、自分の調子のよい状態と悪い状態を把握し、よい状態に整えるための行動とモノを洗い出せましたね。今後のワークでもまた見つかるかもしれませんから、**ワーク11『コンディションシート』**と**ワーク13『メンテナンスシート』**は定期的に見直すことをおすすめします」

サトル「わかりました。でも、ちょっと面倒ですね。復職後は時間がとれなさそうだし……」

赤木「面倒だから、時間がないからと、自分の状態を把握することをないがしろにしてはいけませんよ。再発のリスクが高まります。短い時間でよいので確認する習慣をつけましょう」

サトル「確かにそうですね。スマホにシートを入れてみようかな。そのほうがすぐに見られるし」

赤木「それは、いいアイデアですね。以前ご一緒した利用者さんは、シートを印刷して手帳に挟んでいました。すぐに手元で確認できるとよいですね」

復職のトレーニングがどうして大切なのか

　復職のトレーニングは、メンタルヘルス不調の再燃を防ぐために重要だと言われています。一般的に、うつ病は再発率が高く、厚生労働省研究班の結果でも「うつ病により復職した社員の47％が、5年以内に傷病休暇を再取得している」と報告されています。

　通常、復職当初は軽減業務や残業制限などの就業上の配慮が行われますが、復職してから半年程度が経過すると、通常勤務となることが多いでしょう。通常勤務では、業務も周囲と同等の扱いを受けることが多く、業務量が多い、上司との関係が悪い、顧客が高圧的、などのさまざまなストレスが降りかかります。そのような状況でも、折れない心で仕事をこなしていくことが必要となるのです。

　そのためには、休職中は、療養をして心身を休めるだけではなく、復職に向かって、ストレス耐性を向上させるトレーニングをすることが必要です。休職までの過程を振り返り、業務や対人関係について振り返り、物事の考え方や問題解決法を検討する、などストレスに対処する能力を上げておくことが必ず役に立ちます。

　一般的には、復職のためのトレーニングをする場所として「リワーク施設」があります。リワーク施設の利用の有無による再休職率を調べた調査がありますが、リワーク施設を利用した場合、復職後の再発リスクが6分の1に下がる、という報告もあります。

　ただ、すべての方がリワークを利用できるわけではありません。時間や地理的な制約で難しい方もいるでしょうし、そうした場所に通うことに気が乗らない方もいるでしょう。そうした場合には、この本を利用し、復職前のトレーニングを行ってストレス対処能力を向上させましょう。

week 3

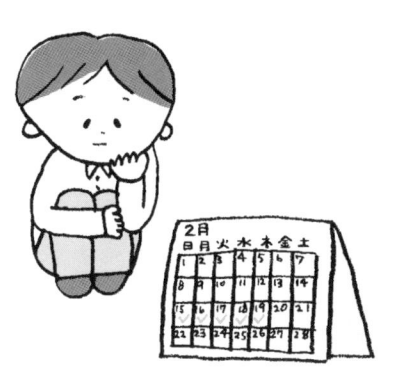

第**14**話
ここまでを振り返る(2)

ワーク14 ｜ 第2週までの振り返り

ワーク1　セルフチェックシート　※28ページ参照
2週間が経ちましたので、見直してみましょう。

ワーク4　「ウォーキング」の振り返り　※39ページ参照
43ページの振り返りのポイントを確認しながら、第3週の歩数目標を決めましょう（42ページに記入）。

ワーク5　新聞記事トレーニング　※48ページ参照
48ページの［第3週分］を記入しましょう。

ワーク7　アクティブレスト　※63ページ参照
1）第2週の振り返り　※64ページに記入
先週末に試したことがあれば、リフレッシュ効果を振り返って書いてみましょう。
2）第3週の目標
・新しく試したいことが思いついたら、リストに書き加えましょう。
・次の週末に試すことを1つ選びましょう（③と項目の横に書いておきます）。
・その他、今週試したいことを書き出しましょう。

第 **15** 話

ストレスって何だろう？

「第3週目は、ストレスと再発予防について考えましょう。具体的なワークに入る前に、まずはストレスについて知っておきましょう。サトルさん、突然ですが、ストレスって何だと思いますか？」

「えっ！ 急にそんなこと言われても……。何となくはわかるんですが、言葉にするのは難しいですね」

赤木 「そうですね。ストレスを『ストレッサー』と『ストレス反応』に分けて考えると、少しわかりやすいかもしれません」

サトル 「『ストレッサー』と『ストレス反応』？」

赤木 「はい。サトルさんが上司に怒られて沈んだ気持ちになるとします。怒っている上司がサトルさんにストレスをかける『ストレッサー』で、怒られて沈んだサトルさんの気持ちが『ストレス反応』です」

サトル 「ストレスを『与える要因』と『感じる側の反応』に分ける、ということですね」

赤木 「はい。では、次の質問ですが、サトルさんは、ストレスはないほうがいいと思いますか？」

サトル　「うーん。それは、少ないほうがいいんじゃないですか？」

赤木　「確かに『ストレス』と聞くと、あまりよいイメージがないですよね。でもストレスのまったくない生活もあり得ません。生きていくうえでは、何かしら思い通りにならないことが出てきます」

サトル　「確かに、うまくいかないことが毎日のようにありますね」

赤木　「それに、ストレスのまったくない生活というのもどうでしょう。たとえば、南の島で一生バカンスを楽しんでいい、と言われたら？」

サトル　「最初は楽しいと思いますが、1、2ヵ月くらいで飽きてしまうかも……」

赤木　「そうですよね。私もそう思います」

サトル　「ストレスがまったくない、というのがよいとは言い切れないんですね」

赤木　「それでは、サトルさんが今までしてきた仕事の中で、一番うれしかった経験は、どんなことですか？」

サトル　「そうですね……。入社3年目の頃、はじめて小さなプロジェクトを任されて。大変でしたが、何とか無事終わった時は本当にうれしかったです」

赤木　「それは自信になりますね。何かを達成する前はストレスが高まるのですが、それを乗り越えたからこそ、うれしさや達成感を

得られるのです」

サトル　「だとすれば、ストレスも悪いことばかりではないのですね」

赤木　「ストレスを味方につけると、自分のエネルギー源にもなるんですよ。今日はストレスと、ストレス対処に関する知識を学びましょう」

1. ストレスについて知ろう

　ストレスは、「コップの水」にたとえられます。コップがあなたの「心」で、コップに注がれる水が「ストレッサー」です。「コップの中に水が収まって」いれば、**ワーク11「コンディションシート」**（88ページ）で書き出した「調子のよい状態」、すなわち、ストレスに対処できている状態です。反対に「コップから水が溢れて」いれば、ストレスに対処できなくなり、心身に影響が出ている状態だと言えます。

2. ストレッサーに対処する3つの方法

　それでは、コップから水が溢れないようにするにはどうしたらよいでしょうか。まずは、注がれる水にあたる「ストレッサー」に着目した方法を3つご紹介します。

● 注がれる水を少なくする
　コップに注がれる水の量、つまりストレッサー自体を減らす方法です。仕事が多くてストレスが高まっているのであれば、業務量や質的な負担を減らしてもらうことが1つの方法です。

- 仕事量の調整を行う
- やらない、あと回しにする仕事を決める
- 役割や役職を変えてもらう
- 納期や締め切りを先延ばししてもらう

🌱 コップの水を汲み出す

　コップから水を汲み出す、つまり目の前の課題を解決し、消していく方法です。仕事を複数抱えている場合には、重要度と緊急度から優先順位をつけ、整理することが1つの方法です。

\ Hint /

- 解決に向けて、自ら調べて学ぶ
- わからないことを上司や同僚に相談する
- 現状で解決しない場合は、代替案を提案する
- 困っていることを書き出し、優先順位をつけて取り組む

🌱 コップを大きくする

　水（ストレッサー）の量が変わらなくてもコップ（受け止める心）が大きくなれば、水が溢れることはありません。たとえば、仕事で受注を逃してしまった時に、「自分のせいで失敗した」と受け止めて落ち込んでしまうのではなく、「できるだけのことはやった。反省点は改善して今後に活かせばいい」と受け止めればどうでしょうか？「受注を逃した」という事実は変わらなくても、受け止め方を変えることでストレス反応を軽くすることができます。

\ Hint /

- その事実に、よい面がないかを考える
- 相手の立場に立って考える
- 短期的／長期的な視点で、どのような意味があるのかを考える
- 尊敬する人ならば、どう捉えるかを考える

ストレッサー（注がれる水）を溢れさせないためには？

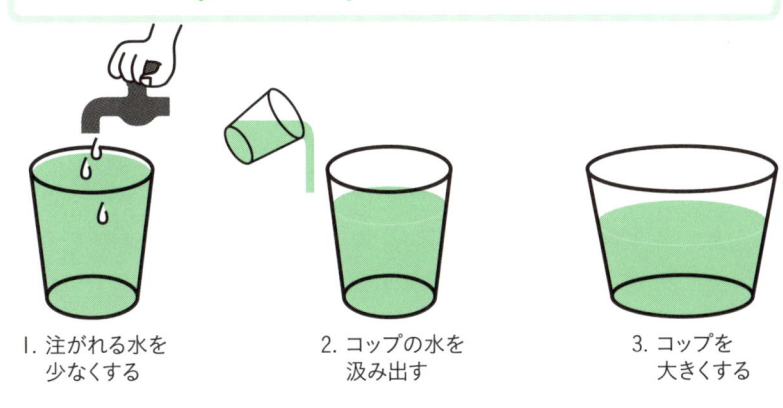

1. 注がれる水を
少なくする

2. コップの水を
汲み出す

3. コップを
大きくする

3. ストレス反応に対処する2つの方法

　上記でストレッサーに対処する方法を3つ紹介しましたが、現実には、自分では解決が難しい問題や解決できない問題も多くあるものです。そうした場合には、好ましくないストレス反応（動悸や頭痛などの身体面の変化／焦りやイライラなどの心理面の変化）が出ることがあります。そうした状態では冷静な判断や対応ができません。コップの例に戻ると、これは「コップにヒビが入って水が漏れている」状態です。まずはコップのヒビを直す、すなわちいつもの自分に戻るための行動をとることも、ストレス対処の一環です。

● ストレッサーから離れ、気分転換する

　好ましくないストレス反応が過度に出ている時には、一度ストレッサーのことを忘れ、気分転換をしましょう。ストレス反応を和らげることにつながります。

\ Hint /
■友人と楽しく過ごす

- ■カラオケに行って歌う
- ■運動をする
- ■映画を見て泣く／笑う
- ■ワーク6「リラックス法」（56ページ）を試す

❀ いつもの生活リズムを守る

　ストレスを受けると食事や睡眠などの生活リズムが乱れがちです。生活リズムが乱れると体調にも悪影響が出て、よりストレス反応に弱い状態になってしまいます。規則的で安定した生活を意識しましょう。

\ Hint ／
- ■生活リズムに合った起床、就寝時間を守る
- ■適度に身体を動かす（習慣的な運動を欠かさない）
- ■暴飲暴食を避ける
- ■1日3食、バランスのよい食事をとる
- ■よい状態である時にとっていた習慣を守る

　実は、この「ストレス反応への対処」については、すでに今までのワークで扱っています。
　ワーク6「リラックス法」、ワーク7「アクティブレスト」、ワーク9「睡眠の質チェック」、ワーク10「睡眠の質を高める行動リスト」、そしてワーク13「メンテナンスシート」で書き出したこと、これらすべてが「ストレス反応への対処」にあたります。

　ただし、これらは間接的な対処法であり、根本的な問題解決にはつながりません。week3以降は問題の根源になるもの、すなわち「ストレッサーへの対処」についても学んでいきます。

ワーク15 │ ストレス対処法

これまでどのようにストレスに対処してきたか、思うままに書き出します。書き出したあとに、それが「ストレス反応への対処」か「ストレッサーへの対処」かを分類してみましょう。

【今までのストレス対処法】
※「ストレス反応への対処」には A、「ストレッサーへの対処」
　　には B をつける

サトルさんの例
・東京勤務時の上司に相談する（B）
・仕事の優先順位を決めて、タスク整理する（B）
・相手がイライラしてあたられたときに、ゆっくり話を聞く（B）
・同僚と夕飯を食べに行く（A）
・スポーツジムで水泳をする（A）

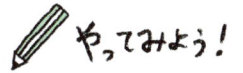 やってみよう！

記入欄

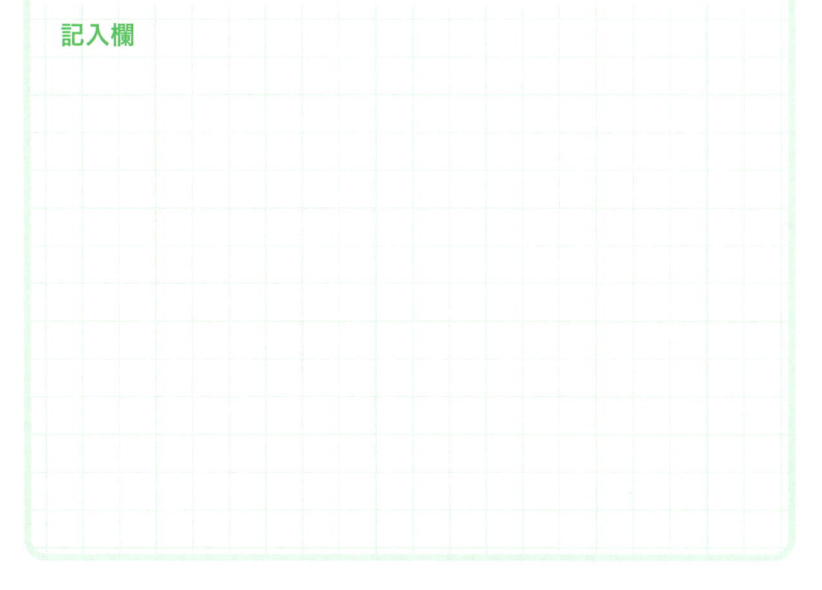

第 16 話

休職のきっかけになった
出来事を振り返る

赤木

「さて、今日からは、うつ病が再発しないように予防策を考えていきます。休職に至った出来事を思い出しながら、次に同じような状況になったらどう対応できるか、一緒に考えましょう」

サトル

「はい。今までは思い出そうとすると気分が悪くなる時もありました。でも、振り返ることは大切なのだと思います」

赤木 「私と一緒に進めますので、安心してください。行き詰まったら、前に紹介した**リラックス法**（56ページ）や**メンテナンスシート**（96ページ）に書いたことを試してみてください。まずは、今回のメンタル不調を引き起こした状況や出来事について書き出してみましょう」

サトル 「わかりました。ちゃんと振り返れるかな……」

赤木 「ストレスを感じた出来事を思い出すのですから、不安を感じて当たり前です。焦らず一歩ずつ進めていきましょう」

サトル 「ところで、メンタル不調のきっかけになった出来事は1つではないと思うのですが……」

赤木　「ええ。メンタル不調はいろいろな出来事が重なって起きることが多いと思います。そうした場合、思い当たる出来事をすべて書き出してください。まずは文字にしてみることが大切です」

サトル　「わかりました。やってみます」

赤木　「すべてを書き終えたら、その中で、『最もストレスを感じた出来事』を1つ選んでください。あとから、その出来事について、どのように対応すればよかったのかを考えることにしましょう」

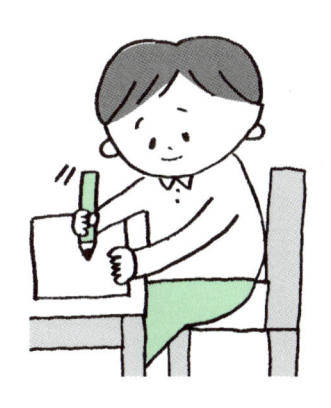

ワーク16 ｜ 出来事シート

1）エピソードを書く
メンタル不調の始まりから休職までのエピソードを振り返り、書き出します。記入ポイントや、サトルさんの例を参考にしてみましょう。

【記入ポイント】
- メンタル不調が始まったと思われる出来事から順に、関連すると思われる出来事を時系列で書き出す。まとまった文章になっている必要はなく、関連事象を洗い出すことを重視する。
- 「いつ」「どこで」「誰が」「何をした」など、具体的に書き出す。たとえば、他人から傷つくことを言われた場面であれば、具体的な相手の発言（例：「お前のせいで台無しだ」）や、相手はどのような表情・態度・口調だったのかなどを書き出す。
- 出来事に対して、自分がどのように感じたか、思ったかも、あわせて書き出す。
- 仕事面だけでなく、プライベート面で影響したことがあれば、それも含める。

2）エピソードからストレスを感じた「出来事」を抽出する
エピソードが書けたら、その中からストレスを感じた「出来事」を抽出します。

サトルさんの例

いつからはじまったか

2019 年 6 月頃から

1) エピソードを書く

　東京から異動して慣れない環境で、仕事が立て込んでいた。プレッシャーもあったと思うが、少し眠れない状態だった。疲れも溜まっていて注意が散漫になり、6月下旬に大切な顧客とのアポイントを失念して、顧客先を怒らせてしまった。そのせいかはわからないが、結果的に大きな契約の受注を逃し、ライバル企業に奪われてしまった。

　異動後の上司である小島部長からは「須山さん、君があの時にアポイントを忘れたから、この契約をとれなかったんじゃないのか。わざわざ東京からリーダーとして来たんだろ？ 気が抜けているんじゃないのか」と、一方的に叱責された。支社に来て、部長の意向とは違う方向で仕事を進めてきたことも心証を害したのかもしれない。実際、この契約がとれないことで支社の売上は5000万円のマイナスとなってしまった。「大変申し訳ありません。ご迷惑お掛けしました」と必死に謝ったが、部長の態度は厳しいものだった。

　1週間後、突然、部長から呼び出され、「今日からリーダーを外れてもらう」と言われた。理由は説明されなかった。自分としては、失注を埋め合わせようとほかの案件の提案内容を詰めるなど、がんばってきたつもりだった。この一件で気持ちが切れる感じがした。

2) エピソードからストレスを感じた「出来事」を抽出する

	ストレスを強く感じた出来事
1	急に東北支社に異動になり環境が変わった
2	顧客のアポイントを失念してしまった
3	部長から一方的に叱責された
4	会社に5000万円の損害を与えた
⑤	リーダーから外されてしまった

※最もストレスを感じた出来事に○をつける

ワーク16 ｜ 出来事シート

 やってみよう！

いつからはじまったか

1）エピソードを書く

2) エピソードからストレスを感じた「出来事」を抽出する

	ストレスを感じた「出来事」
1	
2	
3	
4	
5	

※最もストレスを感じた出来事に○をつける

第 17 話

気持ちを捉える

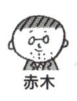

赤木

「サトルさん、ストレスを感じた場面を思い出すのは大変だったのではないですか？」

サトル

「はい、思い出すと気持ちがざわつきましたが、前に教えていただいたリラックス法をやってみたら、少し落ちつきました」

赤木 「そうですか。以前に習ったことを実践できているのは素晴らしいですね」

サトル 「はい。うまくいった感触があったので、今後も使ってみたいです」

赤木 「では、次のステップに進みましょう。先ほど、**『出来事シート』**で、ストレスを感じた出来事を抽出して、最もストレスを感じた出来事に〇をつけていただきました」

サトル 「はい。やはりリーダーから外されてしまったことがショックでした。その前にも小さな失敗が続き、自信を失いかけていたところに、この一件でズドンと落ち込んでしまったんです。部長の言葉が頭から離れなくて」

赤木 「その出来事が起こった時、サトルさんはどんな『気持ち』

でしたか？」

サトル　「気持ち、ですか？　情けないというか、悲しいというか……」

赤木　「ほかに、感じた気持ちはありますか」

サトル　「そうですね、惨めさや、怒りもあったかもしれません。でも、どうしてそんなことを聞くんですか？」

赤木　「それは、自分の気持ちを捉えることが、ストレス対処に必要だからです」

サトル　「そうなんですか？ 自分としては、嫌な気持ちは早く忘れたいと思いますが……」

赤木　「気持ちは、自分の状態を教えてくれる『心のアラート』なんです。心のアラートが鳴っているのに無視して突き進むと、大ケガをしかねません」

サトル　「そういえば、これまでは嫌なことやつらいことがあっても、『たいしたことではない』と我慢してきたかもしれません。それが積み重なって、気づいた時にはいろいろな気持ちで混乱してしまって……」

赤木　「先ほどの『出来事』同様に、つらかった時の『気持ち』を書き出してみてください。1つの出来事に対して、いくつかの気持ちが混ざることも多いので、当てはまりそうな気持ちが複数あれば、すべて書き出してみましょう」

サトル 「わかりました」

赤木 「最初は多様な『気持ち』を表現する言葉が思いつかないかもしれません。参考となる『気持ちの一覧表』を用意しましたので、ここから選んでもいいですよ」

サトル 「それは助かります」

赤木 「終わったら、1つひとつの気持ちに対し、点数をつけてみましょう。たとえば、過去に最も強く感じた『不安』を100点とした場合、今回感じた『不安』は70点くらい、といった具合です」

サトル 「気持ちに点数をつけるのか……。なぜつけるのですか？」

赤木 「その時の気持ちの強さを、客観的に見つめ直すためです。その出来事が起きた瞬間はつらくて仕方がないと思うものですが、あらためて点数をつけることで『確かにつらいけれど、あの時のつらさと比べたら〇点くらいかな』と捉え直すことが重要なのです」

サトル 「なるほど、やってみます。えっと、異動になった直後は不安だったけど、もっと不安な時はたくさんあったから『30点』くらいかな……。確かにストレスの程度がわかるような気がします」

ワーク17 気持ちの表現と点数化

ワーク16「出来事シート」を見直し、それぞれの時に感じた「気持ち」を書き出します。**気持ちは、一言で表せる言葉で書き表します。**次ページの「気持ちの一覧表」を参照し、思い浮かばない場合は、この一覧表から選んで記入してください。1つの出来事について複数の気持ちがありそうならば、すべて書き出します。そして、1つひとつの気持ちについて、強弱を示す点数をつけます。

気持ちの点数のつけ方

これまでの人生においてその気持ちを最も強く感じた時を「100点」として、その出来事の気持ちの強さに相対的な点数をつけます。

サトルさんの例

	出来事	気持ち	点数
1	急に東北支社に異動になり環境が変わった	不安 緊張	30点 40点
2	顧客のアポイントを失念してしまった	恥ずかしい 焦り 恐怖	40点 70点 20点
3	部長から一方的に叱責された	悔しい 怒り	50点 60点
4	会社に5,000万円の損害を与えた	恐怖 落ち込み 不安	70点 80点 80点
5	リーダーから外されてしまった	情けない みじめ 悲しい 怒り	90点 90点 70点 70点

気持ちの一覧表

怒り	イライラ	不安	心配	みじめ	恥ずかしい	孤独感	不満	無価値感	安心
疲労感	圧倒	悲しい	がっかり	絶望感	自責感	空虚感	不公平感	不快感	愛情
緊張	焦り	傷つき	神経質	ビクビク	憂うつ	見捨てられ感	落ち込み	困惑	爽快感
圧迫感	落ち着かない	恐怖	後悔	驚き	罪悪感	悔しい	混乱	嬉しい	満足

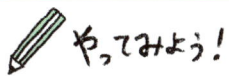 やってみよう！

記入欄

	出来事	気持ち	点数
1			
2			
3			
4			
5			

第 18 話

「考え」と「気持ち」は連動している

赤木

「お疲れさまでした。気持ちを書き出してみて、いかがでしたか？」

「はい。不安や恐怖など、書き出してあらためて『ああ、自分はこんなことを感じていたんだ』と認識できました。自分を客観的に見つめ直せたことで、なんだか落ち着いて振り返りができました」

サトル

赤木 「客観的に見つめ直せた、落ちついた、と実感されたのは何よりです。気持ちの把握は、自分の状態確認にも役立ちます。気づいたことがあれば、**コンディションシート**（88ページ）に書き加えてみましょう。ストレスの多い場面だけでなく、楽しかった、充実していた出来事の気持ちも確認するといいですよ」

サトル 「はい、わかりました」

赤木 「では、次のステップに進みましょう。今日は、頭に思い浮かぶ『考え』と『気持ち』のつながりを確認してみましょう。サトルさんが、客先のプレゼンテーションで大きな失敗をしたとします。どんな気持ちになりそうですか？」

サトル 「ひどく落ち込みそうですね。落ち込んだ気持ちに点数をつけるとすれば、80点ぐらいでしょうか」

赤木　「なるほど。では、その時にどんな『考え』が頭に思い浮かびそうですか？」

サトル　「考え、ですか？　うーん。『なんて自分はダメな人間なんだ』と考えてしまいそうです」

赤木　「でも、同じような失敗をしても、あまりクヨクヨせず、『次に活かせばいいじゃないか』と考えて、むしろ意欲が高まる人もいるとは思いませんか？」

サトル　「確かにそうですね。東京勤務時代の上司は、それに近い人でした」

赤木　「整理すると、同じ出来事に遭遇してもどんな考えが思い浮かぶのかは、人によって異なります。そして、その『考え』によって、生じる『気持ち』も変わってくるのです」

サトル　「なるほど。それってつまり、起こった『出来事』ではなくて『考え』が気持ちを決めている、ということですか」

赤木　「鋭いですね、サトルさん。その通りです。次のワークでは、『考え』と『気持ち』のつながりを確認しましょう」

ワーク18 │ 考えと気持ちのつながり

出来事

廊下ですれ違った先輩に「おはようございます」と挨拶をしたが、無言のまま通り過ぎていった

気持ち

不満	60 点
悲しい	60 点
怒り	40 点

考え

・無視された。先輩は、自分のことが嫌いなんだろう
・自分だけがいつも気を遣っている
・挨拶なんかしても無駄だ

出来事

廊下ですれ違った先輩に「おはようございます」と挨拶をしたが、無言のまま通り過ぎていった

気持ち

驚き	60 点
心配	50 点
愛情	20 点

考え

・いつも挨拶だけは返してくれるのにな……
・何か悩みごとでもあるのかな？
・あとで声をかけてみよう

出来事（状況）に対して心の中に思い浮かんだ言葉が、自分の「考え」です。例のように、「考え」次第で、そのあとの「気持ち」も変化することがわかります。

1）「考え」と「気持ち」の分類

まずはウォーミングアップをしましょう。以下の 10 個の表現が、「考え」と「気持ち」のどちらにあたるかを考えてみましょう。

① また失敗する　　　　　　　気持ち　考え
② どうせ嫌われている　　　　気持ち　考え
③ 不安　　　　　　　　　　　気持ち　考え
④ 何をしても意味がない　　　気持ち　考え
⑤ 焦っている　　　　　　　　気持ち　考え
⑥ イライラする　　　　　　　気持ち　考え
⑦ 期待しても無駄だ　　　　　気持ち　考え
⑧ 悲しい　　　　　　　　　　気持ち　考え
⑨ 絶対にうまくいかない　　　気持ち　考え
⑩ 能力がまるでない　　　　　気持ち　考え

回答

①考え　　②考え　　③気持ち　④考え　　⑤気持ち
⑥気持ち　⑦考え　　⑧気持ち　⑨考え　　⑩考え

いかがでしたか？

「気持ち」は一言で表せるもの、「考え」は文章になるもの、と覚えておくと役に立ちます。ただし、⑤と⑥は文章にはなっていますが、⑤は焦り、⑥はイライラという「気持ち」と捉えてよいでしょう。

2)「気持ち」と「考え」のつながりを確認する

ワーク16「出来事シート」（115ページ）で書き出した、「最もストレスを感じた出来事」についての「考え」と「気持ち」のつながりを確認します。

サトルさんは、「リーダーから外されてしまった」ことが「最もストレスを感じた出来事」でした。この時に思い浮かんだ「考え」とそれにつながる「気持ち」を書き出し、「気持ち」に点数をつけます。

(1)出来事		
リーダーから外されてしまった		
(2)考え	(3)気持ち	点数
自分は能力のないダメ社員で、リーダーを担う資格はない	情けない みじめ 悲しい	90点 90点 70点
どうせがんばったって報われない	**落ち込み**	80点

ここでサトルさんは、赤木さんの助言に従って、**ワーク17「気持ちの表現と点数化」**（120ページ）で書き出した、同じ出来事についての「気持ち」を見返しました。

（**ワーク17**　より抜粋）

出来事	気持ち	点数
リーダーから外されてしまった	情けない みじめ 悲しい **怒り**	90点 90点 70点 70点

【サトルさんが気づいたこと】

落ち込みという「気持ち」があった

このワークで「考え」を書き出したところ、「どうせがんばったって報われない」という「考え」が出てきた。今回、新たにその「考え」につながる「気持ち」を書き出したことで、落ち込みという「気持ち」があったことに気づいた。

怒りの「気持ち」につながる「考え」が出ていない

ワーク17では、「怒り」の気持ちを書き出しているが、新た

にこの「気持ち」につながる「考え」を書き出したところ、「部長は、自分のことが気に入らずに当てつけに意地悪をしている」という「考え」があったことに気づいた。

最終的に、サトルさんの「気持ち」と「考え」のつながりは、以下のようになりました。

サトルさんの例

(1)出来事		
リーダーから外されてしまった		
(2)考え	(3)気持ち	点数
自分は能力のないダメ社員で、リーダーを担う資格はない	情けない みじめ 悲しい	90点 90点 70点
どうせがんばったって報われない	落ち込み	80点
部長は、自分のことが気に入らずに当てつけに意地悪をしている	怒り	70点

このように、「考え」と「気持ち」のつながりを見返すことで、互いに抜けていたものに気づくことがあります。

「考え」と「気持ち」のつながり（まとめ）

1) 最もストレスに感じた出来事を書く
2) その時に頭に浮かんだ「考え」を書き出す
3) 「考え」によって生まれた「気持ち」を書き、その強弱に点数を付ける
→ワーク17で書き出した「気持ち」を見返し、新たに気づいた「考え」と「気持ち」を追記する

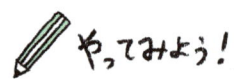 やってみよう！

(1)出来事		

(2)考え	(3)気持ち	点数

気づいたこと

第19話

考え方には「クセ」がある

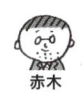

赤木 「お疲れさまでした。考えと気持ちがつながっていることを実感できましたか？」

サトル 「はい。気持ちを捉えるだけでも発見がありましたが、今回、考えと気持ちをセットで書き出したことで、また自分への理解が深まったように感じます」

赤木 「はい、深まっていると思いますよ。『考え方次第で気持ちが決まる』ということを忘れないでください」

サトル 「はい。わかりました」

赤木 「メンタル不調になると、とてもつらい気持ちになりますよね。落ち込んでばかり、不安で仕方がない……。これらの気持ちになった時、少しでもラクになれるといいと思いませんか？」

サトル 「それはもう、そう思います」

赤木 「気持ちをラクにする方法として、**リラックス法**（56ページ）や**メンテナンスシート**（96ページ）をお伝えしましたが、ほかの方法も学びましょう」

サトル 「はい、ぜひ知りたいです」

赤木　「では、サトルさん。とてもつらい気持ちでいる時、どうすれば気持ちをラクにできると思いますか？」

サトル　「えっ、難しいな。『つらくない』と思い込ませるとか、ですか？」

赤木　「では、例を挙げてみましょう。自分のミスが原因で仕事の契約をとれなかった時、『自分なんてダメな人間だ』という考えが浮かびました。では、気持ちはどんなふうですか？」

サトル　「つらい気持ちで、落ち込んでしまいそうです」

赤木　「そんな時、『今回の契約はとれなかったけれど、改善して次回の提案につなげよう』と、考える人もいるのではないでしょうか？」

サトル　「はい、確かにそう考えれば、つらい気分が少しは軽くなるかもしれません。前にも言った東京時代の上司は、いつもそんなふうに前向きに考えていた気がします」

赤木　「前回でも学びましたが、起こった出来事に対して、パッと頭に浮かんだ考えが、気持ちを引き起こしているのです」

サトル　「そうか！ 気持ちをラクにするには、考えを変えればいいのか」

赤木　「そうなんです！ そして、人はそれぞれ考え方の『クセ』をもっている、と言われています」

サトル 「考え方のクセですか？」

赤木 「気分が落ち込む時やストレスを感じる出来事があった時は、現実よりも悪い方向へ、悪い方向へと考えてしまっていることが多いのです。それは、人はそれぞれ考え方のクセをもっていて、そのクセが悪い方向へ考える原因の1つになっているからだ、というように捉えてください」

サトル 「なるほど。考え方のクセが悪さをしているのか」

赤木 「自分のクセを知ることで、極端に悪い方向に考えることにストップをかけ、現実に沿ったバランスのよい考え方に修正することに役立ちます。これは、ストレス対処の時にお話しした『コップを大きくする』方法の1つです（106ページ）」

サトル 「コップを大きくする……。えーっと、受け止め方を変える、ということか」

赤木 「その通りです。次の**『考え方のクセ』チェックシート**を見ながら、サトルさんに当てはまる考え方のクセがあるかをチェックしてください」

ワーク19 │「考え方のクセ」チェックシート

(1) 考え方のクセをチェック

表に、10種類の「考え方のクセ」を例示しています。説明を読みながら、自分に当てはまりそうなパターンをチェックしましょう。

> ○：当てはまる　△：やや当てはまる　×：当てはまらない

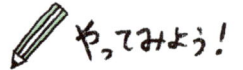 やってみよう！

考え方のクセ	説明
① 過度な一般化	1回の失敗や嫌な出来事を根拠に「いつも〜」「すべて〜ない」と、広く一般化してネガティブに考えてしまう （例）ある友人と口論になった際に「"みんな"、自分のことを理解してくれない」と思う （修正するには）判断した基準を具体的（例：数、誰が）に書き出し、それ以外の場合はどうかを検討する
② 自分への関連づけ	よくないことが起こった時に、自分とは関係ないことまで自分の責任だと思う （例）プロジェクトが途中で解散になった時、「自分が足を引っ張ったせいだ」と思う （修正するには）自分以外の要因を考えたり、自分がよい影響を与えた事実を確認したりする
③ 根拠のない推論	はっきりした証拠がないまま結論を急ぎ、否定的にあれこれ考える （例）友人からメールの返信が来ない時、「何かあったんじゃないか」と考える （修正するには）具体的な証拠に目を向ける
④ 選択的注目	他人の悪いところや、自分が気になる面ばかり注目して、よい面が1つもないように思えてしまう （例）会議の時にアイデアを出せなかった時、「自分は仕事ができない」と思う （修正するには）よい面（見逃している事実）がないかを調べる

⑤ レッテル 貼り □	自分やほかの人・物に対して、大雑把でネガティブなラベルづけをする (例)「自分は " 使えない社員 " だ」 (修正するには) よい面（見逃している事実）がないかを調べる
⑥ 読心術 □	十分な根拠がないものの、他人の気持ちや考えを自分はわかっていると思い込んでしまう (例) 上司が不機嫌そうな時、「きっと自分のことを嫌っているに違いない」と思う (修正するには) 他人がそう思っていると言える根拠が、十分な証拠になり得るかを確認する
⑦ 全か無か思考 □	物事を「白か黒」か、「全か無」かで極端に考える (例) 売上が対前年比では増えたものの目標を下回った時、「今年は全然ダメだ」と思う (修正するには) できている面、できていない面の両方を書き出す
⑧ すべき思考 □	物事が「どうであるか」を捉えるのでなく、「〜すべき」「〜してはいけない」という視点（ルール）から考える (例) どんなにきつくても、仕事はきちんとすべきだ (修正するには) 現実的には、そのルールが遂行できないケースがあることを確認する。または、そのルールから外れることのよい面に目を向ける
⑨ 過大評価／過小評価 □	自分の欠点や失敗を実際よりも大きく考え、長所や成功を実際よりも小さく、些細なことと考える。逆に、他人の成功を過大に評価し、他人の欠点を見逃す (例) 人から「上達したね」と言われても、「たいしたことない」と思う (修正するには) 成功したこと、うまくいったことを意識的に思い出す
⑩ 感情による 決めつけ □	客観的事実ではなく、自分がどのように感じているのか（気分や感情）によって状況を判断してしまう (例)「今、準備段階でこんなに不安なんだから、本番なんて乗り切れるわけがない」と思う (修正するには) 今までやってきたことは何かを具体的に挙げる、感情だけが根拠になっていないかを確認する

※デビッド・D・バーンズが提唱する認知の歪みより改変

2) とくに自分に悪い影響があったと思われる「考え方のクセ」を選んで、具体例を書きましょう。

サトルさんの例

考え方のクセ	具体例
② 自分への 関連づけ	東北に転勤後、顧客からのクレームを受けるたびに「自分のマネジメントがなっていないからだ」という想いが強かった
④ 選択的注目	システム制作がおおむねうまく進んでいても、一部のダメな箇所があっただけで「まだまだ自分は能力不足だ」と思ってしまう
⑧ すべき思考	物事は早く進めるべきという考えがあり、仕事を進めるペースが遅い同僚を見ると、イライラしてしまうことが度々ある

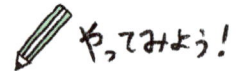 やってみよう！

記入欄

考え方のクセ	具体例

※これは難易度の高いワークです。具体例を書き出せない場合もあまり気にせず、次に進みましょう。

第20話

その「考え」は
本当に正しいか?

赤木

「前回までに、考えと気持ちが連動していること、考え方にはクセがあることを学びましたね」

サトル

「はい。考えを変えられれば、気持ちにも変化がありそうだな、と思います」

赤木　「そうです。心を苦しめるような考え方をしていると、気持ちの負担が大きいですよね。今回はバランスのよい考え方ができるよう、『認知行動療法』の手法の1つである『コラム法』を使ってみましょう」

サトル　「なんだか難しそうですが、大丈夫でしょうか」

赤木　「ゆっくり順番に進めていくので、安心してください」

サトル　「確かに、ここまでも1つずつやっていったら、いつの間にかできていましたね」

赤木　「では、前回に続いて、サトルさんが『最もストレスを受けた出来事』と感じている、『リーダーから外されてしまった』時を例にしましょう。それを『出来事』の欄に書き入れます（141ページの（1））」

サトル 「はい、書きました」

赤木 「では、その時に浮かんだ「考え」（2）と「気持ち」（3）を書き出しましょう」

サトル 「あれ？ これって、前の**ワーク18**（127ページ）でやったことですよね？」

赤木 「そうです。実は、サトルさんは、すでにコラム法の入口をクリアしています。コラム法を進める際の注意点は、『考えを1つに絞って検討する』点です。**ワーク18**で書き出した考えの中から、『一番つらい気持ちにつながった考え』を選んでいただけますか？」

サトル 「そうですね……。『自分は能力のないダメ社員で、リーダーを担う資格はない（2）』という考えが強くなって、どんどん気持ちが沈んでいった気がします……」

赤木 「では、それを『考え』の欄に書きましょう」

サトル 「わかりました」

赤木 「あわせて、気持ちに点数をつけます。ここはもう大丈夫ですね（3）」

サトル 「はい、すでにやってきましたから」

赤木 「ここからが、新しい内容です。少し難しいのですが、『考え』に対して、それが正しいと思える『根拠』と、それは正しくはない、またはそうとは限らない、と思える『反証』を挙げていきます」

サトル 「根拠と反証……、テレビの討論会みたいですね」

赤木 「似ているかもしれません。賛成派と反対派に分かれて、それぞれの言い分を書いていくのです。まずは、『根拠』を挙げましょう。『根拠』を書く際に最も大切なのは、『事実＝実際に起こったこと』を書き出すことです」

サトル 「え……？ もう少し詳しく教えてください」

赤木 「サトルさんの『自分は能力のないダメ社員で、リーダーを担う資格はない』という『考え』を裏付ける事実、これが『根拠』になります。この考えにつながった事実を思いつきますか？」

サトル 「それは、リーダーとして失敗してしまったからです」

赤木 「うーん、惜しいですね。『根拠』は事実、起こったことをありのままに出すことが最も大切なポイントなんです。『失敗した』というのは、何かの事実があってサトルさんが思ったこと、つまり解釈ではないですか？」

サトル 「うーむ、解釈なのか……。そうすると、アポイントを失念して顧客からクレームを受けた（4）ことと、実際に契約をとれなかった（4）ことから、そう考えたんです」

赤木 「わかりました。それが、『自分は能力のないダメ社員でリーダーを担う資格がない』と考える『根拠』なのですね。それでは、反対にサトルさんの『考え』が正しいとは言い切れない、または正しいとは限らない、と思える『反証』を出していきましょう」

サトル　「『反証』か、難しいですね」

赤木　「では、私から『反証』につながりそうな質問をしていきますね。サトルさんは、リーダーとしてうまく仕事を進められた経験もあるのではないですか？」

サトル　「ええ。異動前はリーダーとして5つのプロジェクトを担当していて、すべてを期日までに終了させることができました（5）。リーダをしていた3年間、人事査定はずっと『A』だった（5）ので、多少自信もあったのですが……」

赤木　「リーダーとしての役割を果たせていたケースもあったわけですね。今回、契約がとれなかった理由として、クレーム以外に思いあたることはありませんか？」

サトル　「そう言えば、私がアポイントを忘れてしまったこともありますが、先方の技術的要求が高過ぎて、うちの会社の製品では対応し切れない面があったんです。先方の担当者の1人が、その点をとても気にしていました（5）」

赤木　「相手のニーズに応えられるだけの技術がなかった、ということですね。また、サトルさんは、アポイントを忘れることはよくあるのですか？」

サトル　「まさか！ 入社以来、忘れるなんてはじめてです（5）。あ、なんだか出来事への印象が変わってきました」

ワーク20 ｜ コラム表の作成（1）

考えに対する根拠と反証

自分の頭に浮かんだ考えを再検討することで、バランスのよい考えを導き出し、気持ちを穏やかにする手法がコラム法です。前ページの赤木さんとサトルさんの会話の中に、コラム表に対応する番号を振っていますので、必要に応じて読み返してみましょう。

なお、1〜3は、すでに**ワーク18**で取り組んだことと重なりますが、追加の作業がありますので、注意して進めてください。

(1) 出来事

最もストレスを受けた出来事を書き出します。事実をベースにするようにします。

(2) 考え（コラム法では「自動思考」と呼びます）

自分への影響が最も大きい、または気持ちのつらさに直結していると思われる考えを1つ選んで、書き出しましょう。考えを書き出す際は以下の点に注意しましょう。

- 「なぜ……」や「……？」のような疑問になっている考えは、言い切りの言葉で言い換える
  例 なんで、いつも彼はきつい口調なのか？
  → 彼はいつも口調がきつい

- 「考え」に主語がない場合は、主語を明確にする
  例 この仕事なんて終わりっこない
  → 私は、この仕事を終えられるはずがない

考え方のクセ（132 ページ）で当てはまるものがありそうなら、それも記入します。

考え方のクセ（132 ページ）

(3) 気持ち

(2) の考えにつながる気持ちを書き出し、強さの点数もつけましょう。点数のつけかたは**ワーク 17「『気持ち』の表現と点数化」**（121 ページ）を参照してください。

ワーク 17「『気持ち』の表現と点数化」（121 ページ）

(4) 根拠

(2)の考えが正しいと思われる理由を、解釈を交えず事実ベースで（実際に起こったことをそのまま）書き出します。事実で書き出すことが重要なポイントですが、難しい面もありますので、以下の例も参考にしてください。

×：上司から怒られた（怒られた＝解釈）
○：上司から「なぜ、こんな状況なの？」と言われた

×：同僚に迷惑をかけた（迷惑をかけた＝解釈）
○：同僚に頼んで、2 時間ほど仕事を手伝ってもらった

×：発表時間を守るのは常識だから（常識だから＝解釈）
○：発表時間は守るよう、入社時に上司から教わった

(5) 反証

(2) の考えが正しいとは言い切れない、正しいとは限らない、と思える理由を書き出します。過去の経験や別の点に目を向けるなどして、なるべくたくさん挙げます。根拠と同様に事実ベースで書き出します。以下のような視点も反証を挙げるヒントになります。

- 友人が同じことで悩んでいる。客観的な視点に立った自分はどんなアドバイスをするだろうか。
- **「『考え方のクセ』チェックシート」**（132ページ）にある「修正するには」の部分を参考にする。

（132ページ）

サトルさんの例

(1)出来事		
リーダーから外されてしまった		
(2)考え	(3)気持ち	点数
自分は能力のないダメ社員で、リーダーを担う資格はない	情けない みじめ 悲しい	90点 90点 70点

(4)根拠	(5)反証
・アポイントを失念して顧客からクレームを受けた ・契約をとれなかった	・過去にリーダーとして5つのプロジェクトを担当し、すべてを期限内に納品できた ・リーダーをしていた3年間、人事査定はずっと「A」だった ・自社製品の技術に対して、先方から懸念を示す発言があった ・この出来事のほかに、アポイントを忘れたことは一度もない

サトルさんの例を参考に、あなたが最もストレスを感じた出来事について、コラム表に記載しましょう。

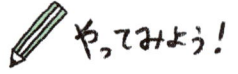 やってみよう！

記入欄

(1)出来事		
(2)考え	(3)気持ち	点数

▼

(4)根拠	(5)反証

第**21**話

バランスのよい考えを導き出す

「赤木さんがうまく質問してくださって、思ったよりもスムーズにいきました。1人だったらここまで出せるかどうか……」
サトル

赤木
「ここは、自分で練習・経験を重ねることが一番です」

サトル 「そうですね。出来事の題材はいろいろありますから」

赤木 「では、『最もストレスを感じた出来事』の再検討に戻りましょう。コラム法の後半です。根拠と反証を記入したところで、『適応的思考』について学びましょう」

サトル 「適応的思考？ それは何でしょうか？」

赤木 「『現実的でバランスのよい考え』のことです。言葉の説明だけではわかりにくいと思いますので、実際に書いてみましょう」

サトル 「そうですね。よろしくお願いします」

赤木 「まずは、サトルさんが挙げた『(2) 考え』と『(4) 根拠』を『確かに』欄に書きます。次に、『(5) 反証』を『しかし』欄に書きこんでください（146ページ6）」

サトル　「ええと……。まずは、根拠と反証を、ここに当てはめてみてと……。ああ、根拠と反証をつなげてみると、もともとの『考え』について両面から確認できる気がします」

赤木　「そうです。そうしたら、『確かに』欄と『しかし』欄をつなげて読んで、根拠と反証を踏まえたうえでの新たな考えを『したがって』欄に書いてみましょう」

サトル　「はい。『確かに……、しかし……、したがって……』、ああ、こうして見ると『自分は能力のないダメ社員で、リーダーを担う資格はない』というのは、自分に厳し過ぎたかもしれない、と感じます。また別の機会にリーダーをやってみたい気もしてきました（147ページ）」

赤木　「バランスのよい考えが完成しましたね。最後に、導き出したバランスのよい考えを見ながら、書き終えたあとの今の気持ちと、その気持ちの強さに点数をつけていただけますか？（7）」

サトル　「ああ、点数に変化がありました！ 考えを見直してみると、気持ちが軽くなるんですね」

赤木　「点数をつけると、気持ちが変化したことを実感できます。気持ちが軽くなったところで、今後に向けた前向きな行動を合わせて考えられるとさらによいでしょう。サトルさんであれば、『別の機会にリーダーをやってみたい』と思ったので、そのためにどんな行動がとれそうかを考えます」

サトル　「なるほど。まずは、部長にその気持ちを伝えてみたいです！」

ワーク21 │ コラム表の作成（2）

バランスのよい考え

コラム表を使って、「バランスのよい考え」を導き出す練習をします。**ワーク 20「コラム表の作成（1）」**で書いた部分に続いて、このワークでは、（6）と（7）に取り組みます。

(6) バランスのよい考え

（4）で挙げた根拠と、（5）で挙げた反証の双方を取り入れながら、落としどころとなる「バランスのよい考え」を書き出します。

【確かに】欄

"確かに"に続けて、「根拠」（1〜2個）を「考え」の順に書き込みます。語尾は断定的にせず、"かもしれない"や"な面もある"のような表現にするとよいでしょう。

【しかし】欄

"しかし"に続けて、反証（1〜2個）を書き入れます。

【したがって】欄

"したがって"に続けて、「根拠」と「反証」の両面を踏まえたうえで、バランスのよい考えを書きましょう。

※（5）の「反証」だけを取り入れるのが「ポジティブ思考」です。ここでは、「根拠」も踏まえた、より現実的な考えにすることを意識します。

(7)「バランスのよい考え」を書いたあとの気持ち

コラム表のすべてを埋めたあとの気持ちを書き出し、強弱の点数をつけましょう。（3）で書いた気持ちと比較します。

(1)出来事		
リーダーから外されてしまった		
(2)考え	(3)気持ち	点数
自分は能力のないダメ社員で、リーダーを担う資格はない	情けない みじめ 悲しい	90点 90点 70点

(4)根拠	(5)反証
・アポイントを失念して顧客からクレームを受けた ・契約をとれなかった	・過去にリーダーとして5つのプロジェクトを担当し、すべてを期限内に納品できた ・リーダーをしていた3年間、人事査定はずっと「A」だった ・自社製品技術に対して、先方から懸念を示す発言があった ・この出来事のほかに、アポイントを忘れたことは一度もない

(6)バランスのよい考え	
確かに	確かに、自分がアポイントを失念して契約をとれず、自分は能力のないダメ社員でリーダーの資格はないのかもしれない
しかし	しかし、過去にリーダーとして担当した5つのプロジェクトはうまく進められた経験があるし、今回は顧客が製品技術に懸念を示していた事実もある

| したがって | **したがって、**能力を発揮して会社に貢献していたこともあったのだから、自分は能力のないダメ社員で、リーダーを担う資格はないというのは、自分に厳し過ぎるだろう。今回の失敗を分析して課題を見つけ、また別の機会にリーダーをやったり、チャレンジしたりする機会をもちたい |

(7)「バランスのよい考え」を書いたあとの気持ち	
気持ち	点数
情けない	30点
みじめ	40点
悲しい	30点

サトルさんは、コラム表を使って「バランスのよい考え」を導き出しました。皆さんもやってみてください。

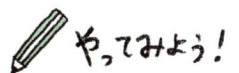

（記入欄）

(1)出来事		
(2)考え	(3)気持ち	点数

▼

(4)根拠	(5)反証

▼

(6)バランスのよい考え	
確かに	確かに、
しかし	しかし、
したがって	したがって、

▼

(7)「バランスのよい考え」を書いたあとの気持ち	
気持ち	点数

薬を減らすタイミングはいつか

　体調がよくなってくると「薬はいつまで続ければよいのか」「もう不要ではないか」という疑問がわいてきます。一般的に、うつ病は、症状がなくなったあとも、時間をかけて薬を徐々に減らしていきます。最終的には薬を必要としなくなる人も多いのですが、薬を減らす・止めるタイミングや方法に完全に決まったものはなく、症状が再発しないことを確認しながら、主治医と相談して進めます。

　一般的に、うつ病の再発率は約5割と言われています。一度、再発すると2回目の再発率は約7割、3回目の再発率は約9割と言われており、くり返すほどに、慢性化しやすい怖い病気です。

　減薬のパターンを挙げてみます。
　初回のうつ病は、3ヵ月の治療で症状がまったくなくなったとしましょう。その場合でも、さらに3〜6ヵ月は薬物療法を継続します。治療を開始して、6〜9ヵ月ほど経過した時点で症状がない状態が持続していれば、一度治療を終了してもよい、と考えられています。

　2回目のうつ病の場合は、服薬期間を2年程度まで延長したほうがよい、と考えられています。3回目以上のうつ病の場合は、再発の危険性がとても高いことから、薬の中止は相当に慎重に考えて対応する必要があります。

　薬物療法も一長一短です。時には多過ぎる薬の影響で、体調が悪化していると思われる方もいます。
　しかし、基本的には、薬は自分の体に合うものが見つかれば、症状を軽減し、病気の期間を短くする効果があるものです。

　薬について不安がある場合は、自己判断せず、困っているポイントを明確にしたうえで、主治医と相談しながら決めるようにしましょう。

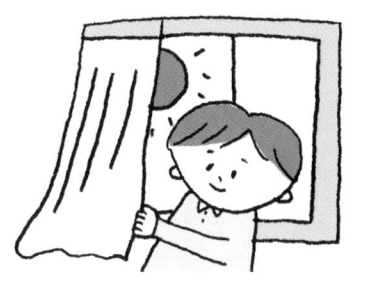

week 4

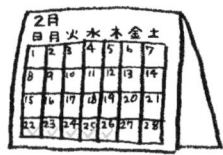

第22話

ここまでを振り返る（3）

ワーク22 │ 第3週までの振り返り

2、3週目のはじまり同様に、第4週のスタートも第3週までの振り返りです。順調であれば、取り組みの最終週となります。総仕上げとなることを意識した目標設定をしましょう。

ワーク4　ウォーキング　※42ページ参照

43ページの振り返りのポイントを確認しながら、第4週の歩数の目標を決めましょう（42ページに記入）。

ワーク5　新聞記事トレーニング　※48ページ参照

48ページの［第4週分］を記入しましょう。

ワーク7　アクティブレスト　※63ページ参照

1）第3週の振り返り　※64ページに記入
先週末に試したことがあれば、リフレッシュ効果を振り返って書いてみましょう。

2）第4週の目標
・新しく試したいことが思いついたら、リストに書き加えましょう。
・次の週末に試すことを1つ選びましょう（④と項目の横に書いておきます）。
・その他、今週試したいことを書き出しましょう。

第23話

自分も相手も大切にした
コミュニケーション

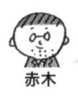
赤木
「コラム表を完成できましたね。何か効果は感じられましたか？」

サトル
「はい、バランスのよい考えができると気持ちが和らぎましたし、前向きな考えや行動につながりそうだな、と思いました。気持ちのコントロールって大切なんですね」

赤木　「気持ちに引きずられて偏った考えになっていたり、行動が億劫になってしまったりすると、より状況が悪化することもありますよね」

サトル　「うーむ、行動が億劫になるか……。伝えたいことを躊躇してしまうような場面もあったな……」

赤木　「ああ、コミュニケーションの面ですね。バランスのよい考えを導き出す前に、考え方のクセを学んだと思いますが、コミュニケーションにもクセがあるんですよ」

サトル　「コミュニケーションにクセがあるんですか？ あまりピンときませんが」

赤木　「たとえば、こんなケースを考えてみてください。大切な友

人と久々に会う約束のある日、会社を出ようとしたところで上司から『この仕事、悪いけど明日までにお願い』と頼まれたとします。サトルさんなら、どう返事をしますか？」

サトル　「上司の命令ですし、『わかりました』と従います」

赤木　「本当は断って友人との約束を優先したい、とは思わないのですか？」

サトル　「え！ うーん、でも仕事ですから……。本当は約束を優先したいんですけど」

赤木　「大切な友人の約束をキャンセルして、どんな気持ちで仕事をしますか？」

サトル　「なぜ今日に限ってこんな仕事がと思いながら、イライラして、悲しい気持ちになりそうです」

赤木　「このケースのように、本当はこうしたい、と思っていても、仕事を優先して言えずに済ませてしまう。これが、コミュニケーションのクセと言えるかもしれません。サトルさんは、周りの人や仕事を優先して、自分が考えていることや気持ちを伝えずに我慢してしまうことが多いのではないですか？」

サトル　「え、確かにそうです」

赤木　「そんな時、上司や仕事も大切に、ご自分の想いや気持ちも大切にしたコミュニケーションがとれたら、どうでしょう？」

サトル　「そうですね、そうできたら理想です」

赤木　「では、今から、自分も相手も尊重した関係性を築くための『アサーション』というコミュニケーション法を学んでいきましょう。まずは、コミュニケーションのクセの確認と、アイ（I）メッセージという手法についてお伝えしますね」

サトル　「はい。よろしくお願いします」

1. アサーションについて

　アサーションは、自分も相手も大切にした関係性を築くことを目的とした、対人コミュニケーションスキルです。自分が主張するばかりでも、相手の主張を聞き入れてばかりでも、健全な関係性は生まれません。

　アサーション（assertion）は直訳すれば、「断言・主張」ですが、ここでは、「一方的ではなく、自分と相手の立場に基づいた適切な自己主張」を意味します。

● コミュニケーションのスタイル

　アサーションでは、人が何かを主張する際のスタイルを以下の3つに分類しています。

1）アグレッシブ（攻撃型）

　アグレッシブは、攻撃的、または一方的な主張スタイルです。自分の意見や気持ちを主張する一方で、相手の気持ちや意見を尊重できない状況に陥りがちです。その結果、衝突も起こりやすく、相手

との関係性も悪くなってしまいます。

2）ノンアサーティブ（非主張型）

　ノンアサーティブは、主張をしないスタイルです。相手のことを尊重する一方で、自分の気持ちや意見を伝えることができない、もしくは伝えることが苦手と感じるのがノンアサーティブです。相手に従うことになるため、表面上の関係性は悪くはなりませんが、自分にストレスが溜まりやすく、健全な関係性とは言えません。

3）アサーティブ

　自分の考えや気持ち、相手の考えや気持ちの双方を大切にしたバランスのよいコミュニケーションスタイルです。攻撃的・一方的にならず、自分の主張は伝えながら、相手の言い分もしっかり聞いて受け止めます。結果として、自分も相手も気持ちのよい関係性を築きやすくなります。

　153ページに出てきた「コミュニケーションのクセ」を、自分は上記の3つのコミュニケーションスタイルのうち、どのスタイルをとりやすいか、といった視点で見直してみるとよいでしょう。

　サトルさんと赤木さんのやり取りの中で、「友人との約束があっても、上司からの急な仕事の依頼を断れない」といったサトルさんのコミュニケーションスタイルは、「2）ノンアサーティブ」に当てはまります。

　反対に、「なぜもっと前もって伝えてくれないんですか？　こっちだって予定があるんですよ！」のように、感情的に上司に言い返すパターンは、「1）アグレッシブ」のスタイルと言えます。

人は、常に同じコミュニケーションスタイルをとっているわけではありませんが、ストレスを感じる状況、または状況や関係性を悪化させてしまう時、どのようなコミュニケーションスタイルをとりがちなのか、振り返ってみるとよいでしょう。

● アイ(I)メッセージ

　アサーティブに自分の考えや気持ちを伝えるスキルのひとつが、「アイ(I)メッセージ」です。アイメッセージとは、自分が伝えたいことを、「私」を主語にして伝える方法です。

　アイメッセージに対し、「あなた」を主語にした伝え方は「ユー(You) メッセージ」と呼ばれます。以下の例で、「あなた」と「私」を主語にした表現を見比べてみましょう。

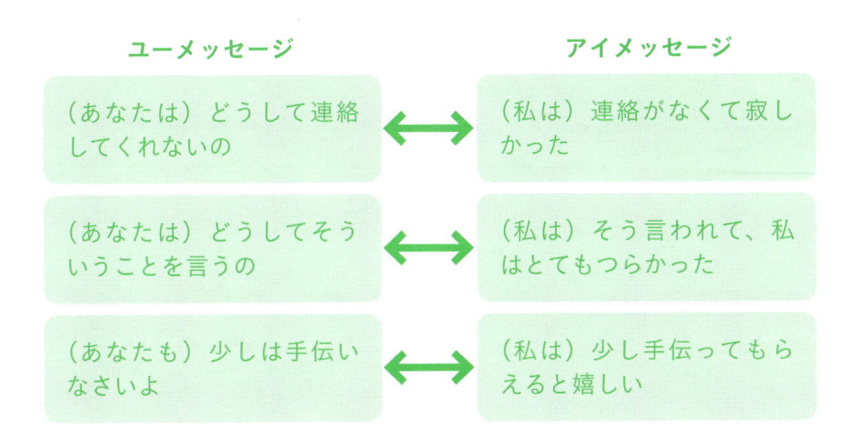

ユーメッセージ	アイメッセージ
（あなたは）どうして連絡してくれないの	（私は）連絡がなくて寂しかった
（あなたは）どうしてそういうことを言うの	（私は）そう言われて、私はとてもつらかった
（あなたも）少しは手伝いなさいよ	（私は）少し手伝ってもらえると嬉しい

　「あなた」を主語にする表現には、「○○しないあなたが悪い」と相手を非難したり、責めたりするニュアンスがあります。一方で、主語を「私」にすると自分の感情を伝えつつ、相手に対して配慮のある柔らかい表現になります。アイメッセージは、「自分の感情を相手に伝えつつ、強制することなく相手に判断を任せる」ことが特徴です。

ワーク23 ｜ コミュニケーションのクセとアイメッセージ

1）ストレスを感じる状況、または状況や関係性を悪化させてしまう時、あなたはどのようなコミュニケーションスタイルをとりがちですか？

サトルさんの例

・仕事を優先してしまい、正直に自分の考えや気持ちを伝えないことが多い（ノンアサーティブ）
・仕事で行き詰まっている時や、焦りを感じている状況では、感情的に声を荒げてしまうことがあった（アグレッシブ）

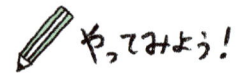 やってみよう！

記入欄

2）あなたがアサーティブなコミュニケーションをとれている時は、どんな時ですか？

サトルさんの例

・自分が冷静に状況をつかめている時
・解決策が思い浮かんでいる時

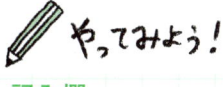 やってみよう！

記入欄

3) 以下の「ユーメッセージ」を「アイメッセージ」に変え
　てみましょう。

① （あなたは）こんな簡単なこともできないの。
② （あなたは）もっと気をつけてください。
③ （あなたは）いつまで、時間がかかるのですか。
④ （あなたは）もっと早く起きられないの。

回答

① （私は）＿＿＿＿＿＿＿＿＿＿＿＿＿＿＿＿＿＿＿

② （私は）＿＿＿＿＿＿＿＿＿＿＿＿＿＿＿＿＿＿＿

③ （私は）＿＿＿＿＿＿＿＿＿＿＿＿＿＿＿＿＿＿＿

④ （私は）＿＿＿＿＿＿＿＿＿＿＿＿＿＿＿＿＿＿＿

回答例

① （私は）この仕事ができるようになってくれると、とても
　 助かります。

② （私は）もっと気をつけてもらえると、安心です。

③ （私は）早めに対応していただけると、ありがたいです。

④ （私は）もっと早く起きてくれると、嬉しいです。

4）身近な相手にアイメッセージで伝える練習をしましょう。
日常生活の中で、配偶者、友人、同僚などを相手に、アイメッ
セージを使って伝えてみましょう（実際に伝えた例を記載）。

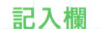

記入欄

**5）アイメッセージで伝えたことで、自分が感じたことや、
　　相手の変化など、気づいたことを記入しましょう。**

記入欄

第24話
アサーティブな表現を
身につけよう

赤木

「アイメッセージを試してみて、いかがでしたか？」

サトル

「先日、母親との電話で、今はそっとしておいて欲しい、ということをアイメッセージで伝えました。アイメッセージを使うと、不思議と気持ちや考えを伝えるのもラクに感じました。いつもは口うるさい母も、素直に私の言葉を受け止めてくれました」

赤木 「主語を『あなた』から『私』に変えるだけとシンプルなのですが、効果はありますよ」

サトル 「ただ、今回は母が相手なので自分の言葉を受け止めてくれましたが、相手が受け取ってくれないこともありそうですよね……」

赤木 「そうですね。『受け取らない』という相手の選択も尊重しなければいけないのですが……。あきらめる前に、もう少しアサーションのコミュニケーションスキルについて学んでいきましょう。DESC法と呼ばれるポイントを意識することで、相互のコミュニケーションも進み、協力関係をつくりやすくなります」

サトル 「はい、ぜひ知りたいです」

ワーク24 ｜ DESC法

アサーティブなコミュニケーションをするうえで重要な要素は4つあると言われており、それぞれの頭文字をとって、「DESC法（デスク法）」と呼ばれています。

D：Describe　客観的な事実や状況を伝える
周囲の状況や相手の発言などを客観的な事実で表すようにします。コラム表（139ページ）の「出来事」をイメージするとよいでしょう。

E：Express ／ Explain ／ Emphathize　自分の考えや気持ちを表現する
客観的に描写したこと（D）に対して自分の気持ちを表現したり、説明したりします。自分の気持ちを表現するのですから、先ほどの「アイメッセージ」が役立ちます。

S：Specify　具体的な提案（主張）を伝える
相手にどうして欲しいのか、自分の希望や相手への要望を具体的・現実的な案（解決案、妥協案）を提案します。

C：Choose　選択する／代替案を伝える
案を相手に選択してもらいます。相手に受け入れられた時、受け入れられなかった時にどうするのか、選択肢を用意します。

サトルさんの例
サトルさんは、上司から顧客先の緊急対応の依頼を受けました。その時にDESC法を使って対応します。

上司「須山さん、先月、うちが導入したシステムがA社で誤

作動を起こしたらしい。Ａ社に一番詳しいのは君だよね。悪いんだけど、至急、Ａ社に向かってくれないか？」

回答

D（事実）　：Ａ社でトラブルですか。ただ、今夜は遠方から来ている友人と大事な約束があるのです。

E（思い）　：遠方から、忙しい中で休みを調整して来てくれているので、彼との約束に間に合うようでしたら助かります。

S（提案）　：これから急いでＡ社に向かいます。まずは状況の確認と対応計画を検討しますが、19時には客先を出させていただけないでしょうか。

C（代替案）：もし、どうしても本日中に対応ということであれば、佐藤さんに応援に来ていただけるようお願いしたいのですが、いかがでしょうか。

ここまでに、「アイメッセージ」と「DESC 法」を学びました。今後どのような場面で活かしていきたいですか？ もう１つ、事例を紹介します。皆さんも一緒に考えてください。

Ｅさんには９歳になる息子がいます。今日は息子の誕生日。妻と息子に「今日は早く帰ってね」と言われ、「誕生日だから、必ず 19 時までには帰るよ」と約束して家を出ました。

懸念はＢ社から依頼された見積書です。提出期限は明日までなのに上司は今週ずっと出張に出ており、帰った今日は会議続き。昼前にようやくつかまえても、「午後の会議の資料をつくらないと。夕方にしてくれないか」とつれない返事でした。

Ｅさんは「それでは 17 時からではいかがでしょうか？」と伝えたところ、「ほかの予定があるから 18 時からにしてくれ」

と言われました。19 時に帰宅するには 18 時には会社を出な
ければならないのに……。

あなたが E さんの立場なら、上司から「ほかの予定があるか
ら 18 時からにしてくれ」と言われた時、どのようにアサーティ
ブな自己表現をしますか？「アイメッセージ」や「DESC 法」
を思い出しながら、考えてみましょう。

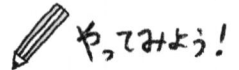 やってみよう！

D：客観的事実や状況

E：自分の主観や思い

S：具体的な提案

C：代替案

第**25**話

最もストレスを感じた
出来事への対処をまとめる

「コラム法で考えの幅を広げることで気持ちをラクにする方法とアサーションを使ったよいコミュニケーション、どちらもタメになりました」

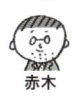

「活用するイメージができたようで、よかったです。実は、コラム法で習ったことは、アサーティブなコミュニケーションともつながりが深いのです」

サトル　「え！ そう言われてみると……。気持ちや考えをつかむこと、アサーティブの DESC 法にも当てはまりますね」

赤木　「コラム法で根拠を出す際に意識した事実を客観的に捉えることも、DESC 法の『D』の場面で役立ちます。コラム法もアサーションも、サトルさん自身がいろいろと試しながら、感覚をつかむことが大切です」

サトル　「はい。私もこれでストレスから解放されるとまでは思っていませんが、職場に戻ってからも実践していきたいです」

赤木　「はい。では、最後に再発予防の総まとめをやりましょう」

サトル　「総まとめ、ですか」

赤木 「はい。サトルさんは一番ストレスを感じた出来事について『リーダーから外されてしまった』とされましたよね。この件について、あらゆる角度からストレス対処を考えていきましょう」

サトル 「あらゆる角度、と言うと……？」

赤木 「以前にストレス対処の話をしましたよね。大きく分けると『ストレッサーを減らす、消す、受け止め方を変える』と、『ストレス反応を軽減する』の2種類がありました（105ページ）」

サトル 「ええ、覚えています」

赤木 「まずは、出来事そのものと、そのあとにどんな悪い影響があったのかを記入してください。それらに対し、先ほどの2種類の視点からストレス対処をまとめます」

サトル 「わかりました。コラム法やアサーションも使ってもよいのですよね」

赤木 「もちろんです。でも、それだけではなく、いろいろな面から考えてみてください」

ワーク25 ｜ ストレス対処の総まとめ

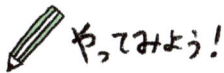 やってみよう！

**1）最もストレスを感じた出来事（ワーク 16「出来事シート」
の 2・116 ページ）で選んだもの）**

記入欄

**2）この出来事のあと、自分にとってどんな悪い影響があり
ましたか？**

記入欄

**3）1）と 2）の両方に対して、どのような対処が考えられま
すか？ 2つの視点から考えましょう。**

ストレッサーへの対処法

記入欄

ストレス反応への対処法

記入欄

働くモチベーションを探る

赤木 「サトルさん、いよいよ復職の時期が迫ってきましたね。それでは、復職準備の仕上げといきましょう」

サトル 「いよいよ復職か。まだ緊張や不安もありますが、赤木さんと一緒に準備してきたことを活かせたら、と思っています」

赤木 「再発予防については、先週しっかりやりましたね。今週は復職への意欲や自信を高める振り返りをしましょう」

サトル 「仕事への意欲か……。休職の前後は、仕事をしたいなんて気持ちはまったくなく、気分はどん底でした。赤木さんとワークを進める中で少しずつ回復している気がします」

赤木 「回復を実感できているのは何よりです。次のワークでは、これまでの仕事の中で、自分のやる気・意欲が向上した出来事を振り返ってください」

サトル 「やる気ですか。転勤後は本当につらい思いばかりで、なかなか挙げられそうにないな……」

赤木 「心理学の研究では『悪いことは、よいことよりも強く人に作用する』と言われており、人間は悪いことのほうが印象に残りや

すいようです。でも、それはよいことに目を向けず、見過ごしたり
忘れたりしている結果なのかもしれません」

サトル 「そうか。両面を客観的に見返してみる……。考え方のク
セや、コラム法でやったことと重なりますね」

赤木 「同僚と関係を築くことができた、取引先に評価された、売
上が伸びたなど、いろいろあるのではないですか？ 小さなことで
も構いません」

サトル 「東京勤務時代も含めていいですか？ いくつか出てきそう
です」

赤木 「もちろん構いません。まずは、入社当時から現在までのや
る気を振り返り、『やる気カーブ』を書いてみてください。カーブ
が上がっているところ、下降が止まったところがチェックポイント
です」

サトル 「わかりました」

ワーク26 ｜ やる気カーブ

縦軸：仕事の「やる気」（モチベーション）
働きはじめてからの仕事への「やる気」の変化を相対的に示します。
プラス：やる気が高い／マイナス：やる気が低い

横軸：時間
横軸は時間の経過を示します。昇進や部署異動、転職などの仕事における変化、結婚や出産などプライベートにおける変化があったところで区切ります。区切りは一定である必要はなく、自由に設定してください。

1)「やる気カーブ」を書く
入社時から現在までを振り返り、やる気の上下をカーブで書きましょう。
・転職経験のある方は、以前の職場も含めて振り返ります。
・社会人経験が1、2年の方は、学生時代も含めて書きましょう。この場合、アルバイト・部活動・サークル活動などをもとにして考えてください。
・ポイントとなる出来事が思い当たれば、先にプロットして、つなげてカーブを書いても構いません。

2)「振り返りポイント」を設定する
書き終えたカーブからポイントとなる出来事を振り返り、働く意欲につながる要素を探します。振り返る際のポイントとして、以下の時期に着目しましょう。
・カーブが上向きになっている時期
・カーブが下がり止まった時期
・カーブが高い状態を継続している時期

・カーブが低い状態ながらもちこたえている時期

※カーブが下がっている時期は扱いません。よい点だけに着目して振り返ることがポイントです。

3) カーブが上向く要素を振り返る

振り返りポイントが見つかったら、その時どんな出来事があったか、どんな状況だったのかを書き出し、その時にカーブが上を向いたり、下げ止まったりした理由を振り返りましょう。

やる気カーブ

サトルさんの例

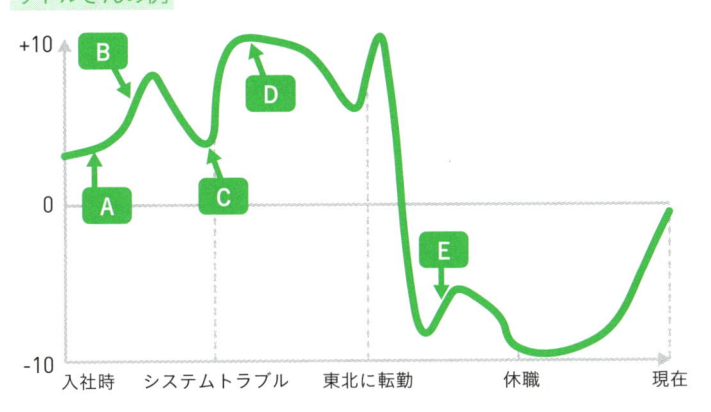

【振り返りポイント】

	できごと・状況	やる気・意欲につながったこと
A	はじめて主担当として、お客さまへの提案案件を任された	・お客さまに認められ、提案内容が採用された ・上司がサポートし、励ましてくれた ・プレゼン資料の作成スキルが身についた
B	はじめてプロジェクトのチームリーダーになった	・依頼案件を通し、他チームとつながりができた ・チームで協力して一体感をつくれた ・売上金額の規模が大きかった
C	重要顧客へ導入したシステムに大きなトラブル	・同僚と徹夜を続けながら復旧させた時の達成感 ・トラブル対応に必要な新しい知識を身につけられた ・彼女の励ましがあった

D	上司が長期出張で不在になった	・かわりにマネジメントを任された ・ものすごく忙しかったが、派遣社員さんがスケジュール調整を助けてくれた ・後輩の指導が楽しかった
E	アポイント失念時のクレーム対応	・謝罪訪問時、お客さまはとてもお怒りだったが、同僚が提案した評判はよく、最後には笑顔で終えられた ・プロジェクトリーダーとしての責任感 ・上司に叱責されたが、一時的に気持ちの切り替えができた

3) カーブが上向く要素

・上司や同僚、派遣社員さんなどと一緒に困難を乗り越えたことが、自信につながっている
・任せてもらえることで、責任感が生まれる
・トラブルやピンチの場面で、気持ちを切り替えられる

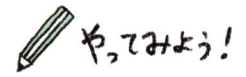 やってみよう!

記入欄

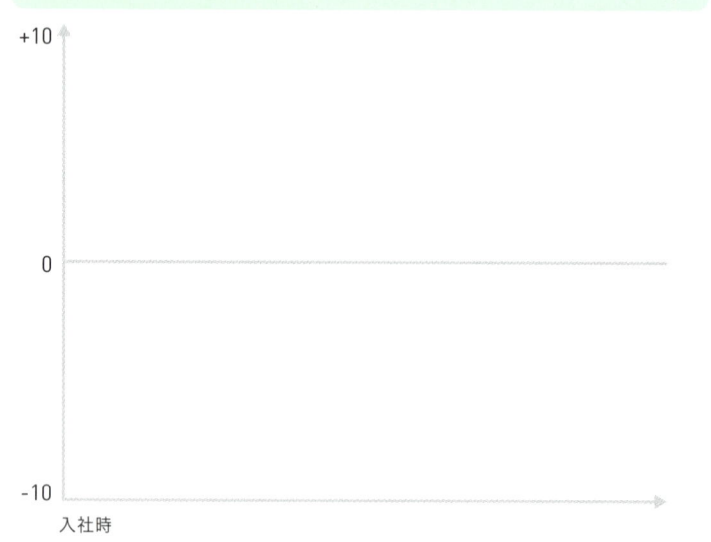

やる気カーブ

+10

0

-10

入社時

	できごと・状況	やる気・意欲につながったこと
A		
B		
C		
D		
E		

3）カーブが上向く要素

記入欄

気づいたことから、復職後はどんなことを意識し、どんな行動をとろうと思いますか？

記入欄

第27話

自分にとっての「復職」とは？

> 「前回は、すごくよい振り返りができました。転勤から休職までは、夜も眠れず本当につらい毎日でした。ただ、その中でも、何とか乗り切れた体験や東京勤務時代を思い出したことで、新たな発見になりました」

サトル

赤木

> 「前向きに復職と向き合うことにつながったようですね。ところで、サトルさんは、なぜ復職を目指しているのですか？」

サトル　「え！ なぜって……。仕事をしなければ生活できませんから……」

赤木　「仕事をして生活費を稼ぐのであれば、必ずしも今の職場に戻る必要はないですよね。たとえば転職するのでもよいのでは？」

サトル　「確かにそうなんですが……。でも、今の職場にはお世話になった人たちがいますし、仕事自体にはやりがいを感じていますから」

赤木　「そのような思いは、とても大切ですし、復職後にも必ず助けになります。今日は『復職』に向き合ってみましょう。サトルさんにとって復職はどんな意味をもつのか、どんな復職にしたいのか、考えてみましょう」

ワーク27 │ 復職のタイトルをつける

自分にとって「復職」とはどんな意味があるのかを考えてみましょう。最後に、自分にとっての「復職」にタイトルをつけます。

1）未来に対する質問
以下の質問について考え、答えを書いてみましょう。正解はありませんので、思うままに書いてみてください。

質問1）復職後に、どんな「よい変化」がありそうですか？ できるだけたくさん挙げてください。

サトルさんの例

・上司や部下に困ったことを相談できるようになっている
・落ち着いてトラブルに対処できるようになっている
・同僚たちと雑談しながら、楽しく働いている
・休日にバスケットボールサークルを楽しんでいる

質問2）復職から1年後を想像しましょう。その時の自分に どんな声をかけたいですか？

サトルさんの例

・「同僚とも仲よくなって、東北にも居場所ができてきたね」
・「今のところ調子よく働けているね。これからも、焦らず、 肩の力を抜いていこう」

質問 3）3 〜 5 年後、あなたはどのような生活をしているでしょうか？

サトルさんの例

・プロジェクトの山場を越え、顧客サポートに追われつつも、充実して働いている
・東京本社との連携を任され、東京と行き来しながら、余裕をもって仕事を進めている
・結婚して、小さな畑つきの一軒家を購入した

2）復職のタイトルをつける

自分にとって「復職」がどんな意味をもつのかを考え、「復職」に自分なりのタイトルをつけましょう。その際、このワークの「未来に対する質問」の回答と、ワーク 25「やる気カーブ」で振り返ったことを参考にしましょう。

サトルさんの例

復職のタイトル：

等身大の自分でいるためのスタート

このタイトルをつけた理由

これまでの自分は、周りに相談ができず、1 人で責任を抱え込んでいた。自分のキャパシティを知り、上司にも部下にも困ったことはすぐに相談するなど、これからは自分の弱みを見せることを怖がらないようにしたい。復職をそのためのスタートにする。

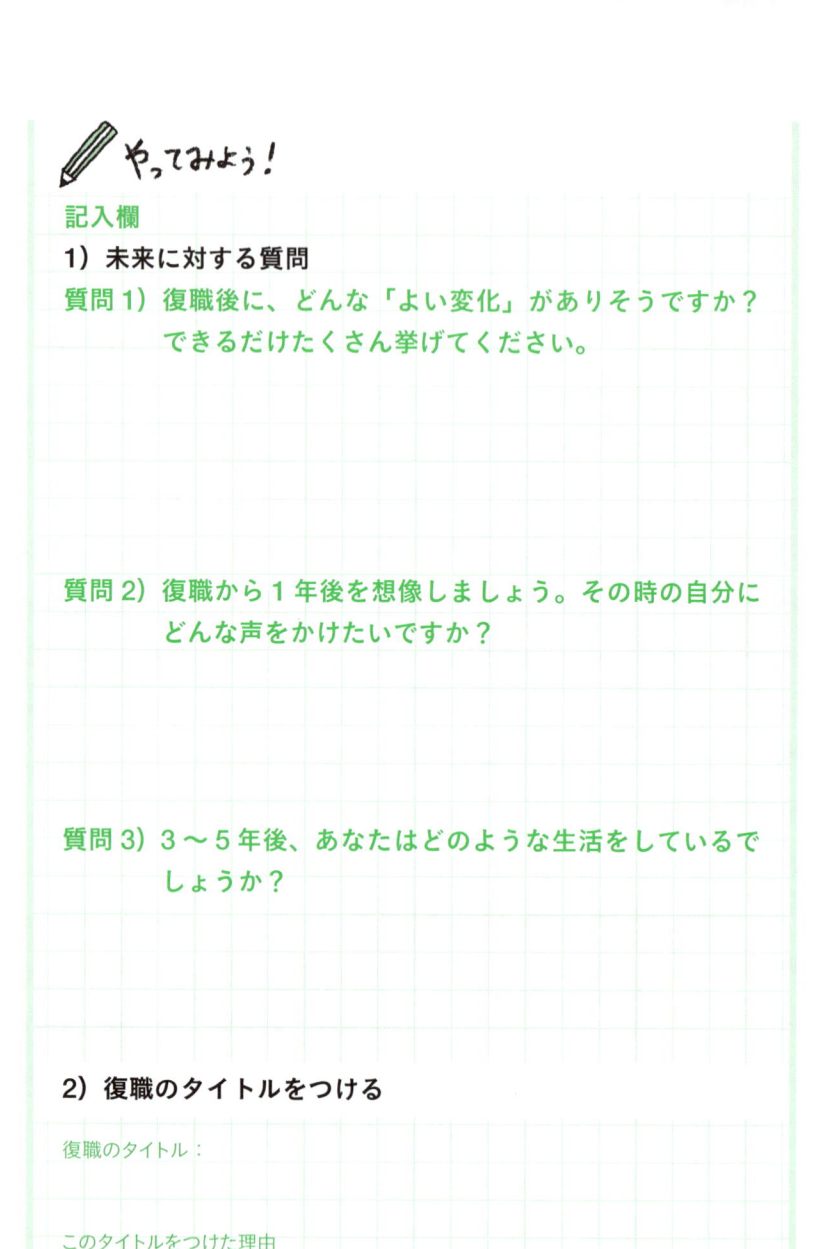

✏️ やってみよう！

記入欄

1）未来に対する質問

**質問1）復職後に、どんな「よい変化」がありそうですか？
できるだけたくさん挙げてください。**

**質問2）復職から1年後を想像しましょう。その時の自分に
どんな声をかけたいですか？**

**質問3）3〜5年後、あなたはどのような生活をしているで
しょうか？**

2）復職のタイトルをつける

復職のタイトル：

このタイトルをつけた理由

第 28 話

復職後の「困りごと」を想定しておく

赤木

「サトルさん、『復職』にどんなタイトルをつけましたか？」

「はい。『等身大の自分でいるためのスタート』にしました。経験や能力を活かしてお客さんの役に立ち、ただ無理はせずに周りの力を借りられる自分でいたいな、と思ったからです」

サトル

赤木　「とても素敵じゃないですか」

サトル　「ちょっと照れますが、しっくりくる言葉になりました」

赤木　「ここまでで、復職の意味を再確認し、復職への気持ちも高まってきましたね。とはいえ、復職後にはつらいことや大変なこともあるかと思います」

サトル　「ええ。仕事をしていく中ではトラブルがあったり、人間関係でぶつかったりすることがありますからね。そんな時でも安定した気持ちでいられるといいのですが……」

赤木　「はい。サトルさんは、これまでのワークでいろいろな対処法を学んできましたよね。復職後にどんな困りごとが起きそうかを考え、それを乗り越える方法も具体的にイメージしましょう」

ワーク28 ｜ 困りごと想定シート

復職から３ヵ月後までに、健康維持や就労継続の妨げとなりそうな「困りごと」を３つ挙げ、予防・解決する方法と周囲に助けてもらいたいことを考えましょう。

サトルさんの例

	復職後に起きそうな困りごと	困りごとを予防・解決する方法	助けてもらいたいこと・助けがもらえそうな人（職場の人、家族、医師など）
1	周りを意識し過ぎてしまって、溶け込めない	復職した日にお菓子を配りながら復職の挨拶をする 同僚をランチに誘う	上司に一緒に回ってもらう おすすめのお菓子を両親に聞く
2	仕事でミスをして、落ち込む	ミスを防ぐために、同僚や部下に事前に相談する 「バランスのよい考え」ができるようにする	上司、同僚、部下へ相談する 職場で相談相手が見つからない時は赤木さんに連絡する 眠れないなどの状況が出たらすぐに主治医に相談する
3	週明けに「会社に行きたくない」と思う	心を整えるためにメンテナンスシートに書いた行動をとる 出社せざるを得ない予定を入れる	毎週月曜朝に上司に15分ほどの業務面談を依頼する

※できるだけ具体的に書きましょう

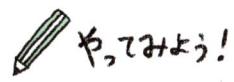 やってみよう！

記入欄

	復職後に起きそうな困りごと	困りごとを予防・解決する方法	助けてもらいたいこと・助けがもらえそうな人（職場の人、家族、医師など）
1			
2			
3			

第 29 話

定期的にやるべきことを考える

「ここ数日のワークは、本当に復職が近づいてきたことを実感させられる内容です。楽しみな気持ちもありつつ、困りごとへの不安や怖さもあります」

サトル

赤木

「楽しみ、不安、怖さといった気持ちを捉え、どちらか一方ではなく両面を見られていますね。ストレス対処で学んだことを活かせていますね」

サトル　「これまでやってきたことが少しは身についているのでしょうか」

赤木　「そうですよ！ さて、今日は復職後の過ごし方について考えましょう。毎日・毎週など、定期的にやることをまとめましょう」

サトル　「定期的に……。飽きっぽいから続くのかが心配だな」

赤木　「まずは、小さな行動からはじめてみましょう。ハードルが高いな、と思うものは、もっと細分化して行動のハードルを下げればいいんです」

サトル　「わかりました」

赤木　「定期的にやることは、最初に説明した『復職と安定就労に

大切な4要素』（23ページ）をもとに考えましょう。週 5 日出勤を続ける【身体面の健康】、再発を防ぐための予防や対処を含む【心理面の健康】、仕事をこなす【業務遂行力】、そして仕事への意欲と自信につながる【意欲と自信】。この 4 つの観点で設定します」

サトル 「心身の健康だけでなく、業務力や意欲についても考えるのか。まずは書き出してみます」

ワーク29 | やることシート

この本のワークで準備したことを活かし、安定して仕事が続けられるよう、復職後に定期的にやること（習慣化したいこと）を、決めましょう。

書く際のポイント
・理想やハードルは高過ぎないように注意します。
・「○○しない」などの否定形で書かず、「○○する」という肯定形で書きましょう。「○○しない」ためにどんなことができるのか、「○○しない」かわりにどんなことができるのか、という視点で考えてください。
・具体的にどんなことをするのかを落とし込みましょう。

サトルさんの例　ストレスを溜め込まない

⇒ストレスを溜め込まないよう、1ヵ月に一度は、前田さん（東京勤務時の上司）に連絡をとる

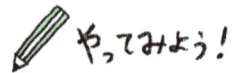 やってみよう！

	毎日やるとよいこと	定期的にやるとよいこと （週、月、年単位など）
身体面の健康		

心理面の 健康		
業務 遂行力		
意欲と 自信		

・「やらなければ」と負担になっては逆効果なので、働きなが
　ら続けられる、取り組みやすいことを中心に考えます。
・思いつくままに書き出し、無理ない範囲まで絞り込みます。

第30話

休職に至った経緯・再発予防のまとめ

赤木

「サトルさん、いよいよ最後のワークです。この1ヵ月間、本当にがんばりましたね」

サトル

「最初は、1ヵ月では到底終わらないと思いましたが、なんだかあっという間でした。ワークを進める中で自分のことがわかってきて、復職後に何をしたらよいのかを整理することができました」

赤木　「そうですね。ただ、油断は禁物です。これまでのワークで気づいたこと、身につけたことをもとに、再発予防のための『マイサマリー』を完成させましょう」

サトル　「【自分の傾向】【再発防止策】【周囲への協力依頼】ですか。確かに、どれもワークでやってきたことですね」

赤木　「これは、サトルさんが復職に向けて準備してきたことの集大成ですし、復職にあたっては職場や産業医に『復職しても大丈夫』と判断してもらう材料にもなります」

サトル　「職場の人に、復職しても十分に働ける準備をしてきたことを、しっかり伝えたいです」

赤木　「わかりやすくまとめる作業は、新聞記事トレーニングで十

分にやってきましたからね」

サトル 「ええ、ワークを続けるうちに、文章を簡潔にまとめることや、見出しを使ってレイアウトを工夫することにも慣れてきました。よし、今からつくってみます」

赤木 「フォーマットは用意しましたが、レイアウトは変えていただいても構いませんよ。先ほどの3点についてまとめて、説明できればいい、と考えてください」

ワーク30 ｜ マイサマリー

いよいよ最後のワークです。これまで取り組んだワークをもとに、復職後の安定就労に向けた準備において気づいたこと、身につけたことをまとめましょう。このシートは、復職準備が整っていることを職場、産業医、主治医、家族などに説明するための資料にもなります。

具体的には、以下の3点をまとめます。

【自分の傾向】

⬤メンタル不調が出かかっているサインや、メンタル不調につながるきっかけを整理して伝えます。

> （参考にするワーク）
> ・ワーク11　コンディションシート
> ・ワーク12　状況が悪くなるきっかけ・サイン

⬤休職に至った経緯について、出来事シートをもとに記入します。また、業務パフォーマンス面に影響が出やすい考え方のクセがあれば、それも記入します。

> （参考にするワーク）
> ・ワーク16　出来事シート
> ・ワーク19　「考え方のクセ」チェックシート

⬤仕事に対するモチベーションを説明し、復職への意欲を伝えます。

> （参考にするワーク）

- ワーク26　やる気カーブ

【再発防止策】

メンタル不調の再発を防ぐために、予防面と、メンタル不調のリスクやきっかけへの対処面、両面から準備ができていることを伝えます。

● 予防面は、以下のワークを参考にしましょう。調子のよい状態を維持するために、気をつけること、実践することを簡潔にまとめます。

（参考にするワーク）
- ワーク13　メンテナンスシート
- ワーク29　やることシート

● ストレス対処については、ストレッサーとストレス反応に分けた視点で考えていることが伝わると、よりよいでしょう。

（参考にするワーク）
- ワーク15　ストレス対処法

【周囲への協力依頼】

● 必要に応じて、自身がよい状態で働き続けるためのサポートを、周囲（職場）に依頼しておきます。

（参考にするワーク）
- ワーク28　困りごと想定シート

サトルさんの例

自分の傾向

体調を崩したきっかけ
・仕事上のミスで、部長から一方的に叱責を受けた
・会社に約5,000万円の損害を与えた
・リーダーから外された

これらのことから、自分の責任を感じて強い自己嫌悪に陥り、自信を失ってしまった。落ち込む気持ちを引きずってしまい、取り返そうという焦りからミスを重ね、さらに体調が悪化した

調子を崩しかけている兆候例
・打ち合わせ、コミュニケーションに消極的になる
・ミスや相手の反応が気になる
・お酒の量が増える

仕事のモチベーションを高めるもの
・上司や同僚、派遣社員さんなどと一緒に困難を乗り越えることが、自信につながる

再発防止策

以下の2点に気をつける
・落ち込んだ時、気持ちを切り替える方法をとる
・責任を背負いこみ過ぎない

①予防策（習慣・定期的にやること）
・月曜日の朝に、1週間のタスクを確認する
・朝晩にリラックス法（筋弛緩法）を行う
・定期的にジムに通い、バスケットボールサークルに参加する

②対処策
・トラブル状況下では、上司だけでなく部下も含め、周囲への相談をこまめに行う。その際、自分の考えや提案をはっきり伝える
・コラム法を使って、状況を客観的に捉えてバランスのよい考え方をする
・落ち込みが激しい時は、外で深呼吸を行う

周囲への協力依頼

・毎週、月曜日の朝、上司との業務面談を希望（15分程度）
・復帰時の挨拶回りに、上司に一緒に回っていただきたい

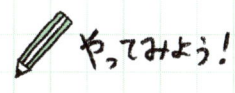

やってみよう！

記入欄

自分の傾向	再発防止策

周囲への協力依頼

復職後に押さえておきたいポイント

「復職したら今までの分を取り返したい」「前の自分のようにバリバリ働きたい」など、復職に前のめりになる方とお会いすることがあります。

しかし、再休職の約6割が、復職後1年以内に起こっています。自分のありたいイメージに合わせようと背伸びをして復職をすると、無理が生じて病状が乱れやすくなります。そうならないように、復職後に押さえておきたいポイントを2つ挙げます。

1. 自然体を心がける

復職前の心理は、複雑です。周囲に「もう治った」と思われたい、迷惑をかけた分を穴埋めしたいなど、さまざまな思いがわいてきます。背伸びをしたい気持ちもわかりますが、産業医としては、「自然体を心がけましょう」と助言します。

自然体とは、「ありのままの自分を受け入れること」です。復職後はブランクがあり、体力も落ちています。復職した直後から、すぐにバリバリ働くことは難しいでしょう。復職後しばらくの間は「そのような状況もやむを得ない」と受け入れることが大切です。また、復職後はわからないことが増えるかもしれません。配置転換や業務内容が変わる場合は、新しい人間関係をつくったり、業務を一から覚えたりする必要が出てくることも考えられます。

わからないことを自分だけで抱え込む必要はありません。ありのままの自分を受け入れ、困った時は、周囲に相談するように意識しましょう。きっと周りの方も快く協力してくれるでしょう。

2. 目の前のことに集中する

復職後は、「あえて遠くを見ず、目の前のことに集中する」ようにしましょう。目標をもつのはよいことですが、先を見過ぎると不安にとらわれます。「今やるべきこと」に集中するのは、不安を遠ざけるよい方法です。復職前に上司と話をし、大まかな業務計画を立て、何をするか悩むことがないようにしましょう。

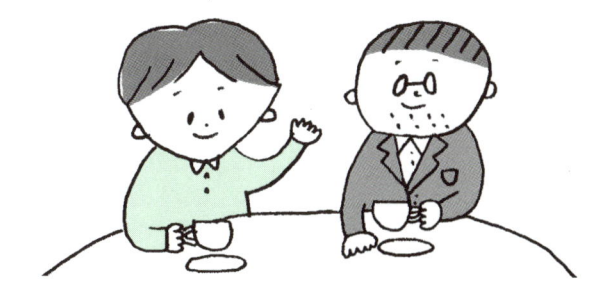

エピローグ

　復職から３年後、復職準備に励んだ思い出のカフェでサトルは赤木と再会した。

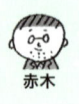 「サトルさん、お久しぶりですね。復職から半年ごろにお電話いただいたので、２年半ぶりでしょうか」

「赤木さん、ご無沙汰しています。電話では、仕事の相談にのっていただき、ありがとうございました。おかげさまで元気に働いています」

赤木　「そうでしたか、それは何よりです」

サトル　「復職から1、2年ぐらいは、比較的気分は安定していたものの体力的に疲れてしまって……。ただ、そんな中でも週末のうち1日はバスケットボールサークルで汗を流したり、ジョギングしたりしながら身体を動かすようにしました」

赤木　「積極的休養のリフレッシュですね」

サトル　「はい。疲れが残っている時は面倒だと思うのですが、思い切って身体を動かすとスッキリすることがわかってきました」

赤木　「復職に向けてサトルさん自身が実践して体感したことが、活かせたようですね」

サトル　「仕事では、うまくいかないこともいろいろありました。そんな時は、今の上司や東京時代の上司、同僚や部下に相談したんです。すると、自分では思いもつかない解決策を見つけてくれたり、業務の分担を申し出てくれたりと、とてもラクになりました」

赤木　「周りの方を頼ることができたのですね」

サトル　「はい。もっと早く頼っていればよかったです。復職から半年後にちょっと体調が悪くなった時も、赤木さんに電話してアドバイスをいただいたことや、主治医と薬の相談をしたことで、うまく乗り切ることができました」

赤木　「そうでしたか。お役に立てたのであれば、よかったです」

サトル　「油断はせず、定期的に『やることシート』を見直しながら過ごしたいと思います。おっ、もうこんな時間か。実は、最近彼女ができて……、これからデートなんです」

赤木　「それはよかったです。将来は、結婚して一軒家に住むとおっしゃっていた夢も叶いそうですね」

サトル　「ええ。こちらも焦らずに進めます」

赤木　「サトルさんが自然に過ごせている様子で安心しました。また何か困ったことがあれば、いつでも連絡してください」

サトル　「赤木さん、本当にありがとうございます。困ったことがなくても、年に一度は連絡させてください」

おわりに

さて、『脱うつ　書くだけ30日ワーク』が一通り終わりました。

実践的なストレス対処を学びながら、休職前の出来事を振り返ったり、毎日の活動記録表や新聞記事トレーニングに取り組んだりと、とても負荷のかかる作業が続きましたね。
本当にお疲れさまでした。

冒頭でもお伝えした通り、「復職」はゴールではありません。復職後に心身が安定して働き続けることを目指して、この本で学んだこと、実践したことを復職後の生活に取り入れていくことが大切です。

この本のワークに取り組むことで、心身にある程度の負荷をかけてきましたが、復職後の生活や仕事の負荷はまた違ったものでしょう。状況の変化に合わせ、自分なりの生活スタイルやストレス対処法をいろいろ試してみてください。

そして、そのプロセスは、このワークブックで取り組んできたこと、そのものです。考えたこと・知ったことを実際に試し、結果を振り返り、次にどうするかを考える。仕事も生活もこのくり返しです。
「コンディションシート」や「ストレス対処法」「やることシート」を更新しながら、復職後を過ごしてください。

著者である私自身も、この本をまとめる中で、自分自身のストレ

ス対処法や業務の進め方について、あらためて振り返る機会となりました。

　気づいた多くのことを、今後の私自身の人生に活かしたい、と思っています。

　最後になりますが、内容精査や丁寧なご指導をいただいた監修の佐々木 規夫先生、アドバイスやスケジュール調整に尽力いただいた杉崎 真名さん、慌ただしい日々の中、私の執筆時間をつくってくれた株式会社リヴァの仲間、そして私の家族に心から感謝します。

※書籍内容に関するご感想、ご質問をお待ちしております。株式会社リヴァ（https://www.liva.co.jp/）までお寄せください。

令和元年12月

長谷川 亮

監修協力者（順不同・敬称略）

EY 新日本有限責任監査法人 健康サポートセンター 本部産業医／征矢 敦至
日産自動車 健康保険組合 横浜地区健康推進センター　産業医／宋 裕姫
ジョンソン・エンド・ジョンソン 日本法人グループ 統括産業医／岡原 伸太郎
センクサス 産業医事務所 パートナー医師／西本 真証
コマツ 健康増進センター 副所長／平岡 晃
LITALICO 臨床心理士・公認心理師／成田 智美
東京中央産業医事務所 代表／西埜植 規秀
新六本木クリニック 院長・東京中央産業医事務所 パートナー医師／来田 誠
東京中央産業医事務所 パートナー医師／染村 宏法

参考文献

『認知行動療法で改善する不眠症』 岡島 義著、井上 雄一著／すばる舎
『職場のメンタルヘルスケアと実践 ストレス対処のための運動・栄養・休養』 中村 好男監修、タニカワ 久美子著／講談社
『心がスッと軽くなる 認知行動療法ノート──自分でできる 27 のプチレッスン』 福井 至監修、貝谷 久宣監修／ナツメ社
『こころとからだのリハビリテーション 職場復帰を成功させるための 30 日ノート』 吉野聡著／現代けんこう出版
『現役 精神科産業医が教える「うつ」からの職場復帰のポイント [第 2 版]』 吉野聡著、宇佐見和哉著／秀和システム
『自分を動かす──あなたを成功型人間に変える』 マクスウェル・マルツ著、小圷弘翻訳／知道出版
『改訂版 アサーション・トレーニング ──さわやかな〈自己表現〉のために』 平木典子著／金子書房
『アサーションの心 自分も相手も大切にするコミュニケーション』 平木典子著／朝日新聞出版
『こころの元気＋「元気回復行動プランをつくってみる」』（2012 年 9 月号 特集） NPO 法人地域精神保健福祉機構・コンボ

参考資料

健康日本 21
https://www.mhlw.go.jp/www1/topics/kenko21_11/top.html
健康づくりのための睡眠指針 2014
https://www.mhlw.go.jp/stf/houdou/0000042749.html
（論文）What makes a good day? Competence and Autonomy in the Day in the Person
http://selfdeterminationtheory.org/SDT/documents/1996_SheldonRyanReis.pdf
日本うつ病学会 治療ガイドライン
https://www.secretariat.ne.jp/jsmd/iinkai/katsudou/kibun.html
心の健康問題により休業した労働者の職場復帰支援の手引き
https://www.mhlw.go.jp/new-info/kobetu/roudou/gyousei/anzen/101004-1.html

プロフィール

【著者】

長谷川 亮

株式会社リヴァ リヴァトレ市ヶ谷 センター長

公認心理師、キャリアコンサルタント

大学院修士課程修了後、ライフサイエンス業界の企業にて技術営業や製品プロモーション等を担当。就職後8年目にメンタル不調により休職。休職中に、復職支援施設に通所して復職を経験。その後、支援職への転身を目指し、株式会社リヴァに転職。復職支援に携わったのち、現在は「リヴァトレ市ヶ谷」のセンター長として、メンタル不調を原因とした離職者の社会復帰支援に携わっている。

【監修者】

佐々木 規夫

東京中央産業医事務所 パートナー医師

産業医、精神科医

産業医科大学医学部医学科卒業。東京警察病院を経て、HOYA株式会社の専属産業医及び健康推進グループ統括マネジャーとして健康管理に従事。現在は精神科医として勤務する傍ら、上場企業や主要官庁の産業医を兼務。北里大学大学院産業精神保健学教室において、職場のコミュニケーション、組織公平性に関する研究や教育を行っている。

メンタル不調者のための

脱うつ 書くだけ30日ワーク

2019 年 12 月 30 日　初版第 1 刷発行
2025 年　1 月 20 日　　　第 5 刷発行

著　者　　株式会社リヴァ　長谷川 亮
　　　　　©2019 Ryo Hasegawa
監修者　　東京中央産業医事務所　佐々木規夫
発行者　　張 士洛
発行所　　日本能率協会マネジメントセンター
　　　　　〒103-6009　東京都中央区日本橋2-7-1　東京日本橋タワー
　　　　　TEL　03(6362)4339(編集)／ 03(6362)4558(販売)
　　　　　FAX　03(3272)8127(編集・販売)
　　　　　https://www.jmam.co.jp/

カバー・本文デザイン／荒井雅美(トモエキコウ)
イラスト／matsu(マツモト ナオコ)
編集協力／杉崎真名
印刷所／シナノ書籍印刷株式会社
製本所／ナショナル製本協同組合

ISBN 978-4-8207-2762-0　C0011